全国中医药行业高等教育"十二五"规划教材

全国高等中医药院校规划教材（第九版）

分析化学实验

（化学分析部分）

（新世纪第二版）

（供中药学类、药学类、制药工程等专业用）

主　编	王淑美（广东药学院）
副主编	卞金辉（成都中医药大学）
	黄建梅（北京中医药大学）
	吴明侠（河南中医学院）
	邓海山（南京中医药大学）
	吴　萍（湖南中医药大学）
	贺吉香（山东中医药大学）
	翟海云（广东药学院）

中国中医药出版社

·北京·

图书在版编目（CIP）数据

分析化学实验/王淑美主编.—2版.—北京：中国中医药出版社，2013.8
（2022.6重印）
全国中医药行业高等教育"十二五"规划教材
ISBN 978-7-5132-1549-7

Ⅰ.①分…　Ⅱ.①王…　Ⅲ.①分析化学 – 化学实验 – 中医院校 – 教材
Ⅳ.①O652.1

中国版本图书馆 CIP 数据核字（2013）第 144529 号

中国中医药出版社出版

北京经济技术开发区科创十三街 31 号院二区 8 号楼
邮政编码　100176
传真　010 - 64405721
三河市同力彩印有限公司印刷
各地新华书店经销

开本 787×1092　1/16　印张 7.875　字数 174 千字
2013 年 8 月第 2 版　2022 年 6 月第 9 次印刷
书号　ISBN 978 - 7 - 5132 - 1549 - 7

定价　25.00 元
网址　www.cptcm.com

服 务 热 线　010 - 64405510
购 书 热 线　010 - 89535836
维 权 打 假　010 - 64405753

微信服务号　**zgzyycbs**
微商城网址　**https：//kdt.im/LIdUGr**
官 方 微 博　**http：//e.weibo.com/cptcm**
天猫旗舰店网址　**https：//zgzyycbs.tmall.com**

全国中医药行业高等教育"十二五"规划教材
全国高等中医药院校规划教材（第九版）
专家指导委员会

名誉主任委员　王国强（卫生部副部长兼国家中医药管理局局长）
　　　　　　　邓铁涛（广州中医药大学教授　国医大师）
主 任 委 员　王志勇（国家中医药管理局副局长）
副主任委员　王永炎（中国中医科学院名誉院长　教授　中国工程院院士）
　　　　　　　张伯礼（中国中医科学院院长　天津中医药大学校长　教授
　　　　　　　　　　　中国工程院院士）
　　　　　　　洪　净（国家中医药管理局人事教育司巡视员）
委 　　　 员　（以姓氏笔画为序）
　　　　　　　王　华（湖北中医药大学校长　教授）
　　　　　　　王　键（安徽中医药大学校长　教授）
　　　　　　　王之虹（长春中医药大学校长　教授）
　　　　　　　王国辰（国家中医药管理局教材办公室主任
　　　　　　　　　　　全国中医药高等教育学会教材建设研究会秘书长
　　　　　　　　　　　中国中医药出版社社长）
　　　　　　　王省良（广州中医药大学校长　教授）
　　　　　　　车念聪（首都医科大学中医药学院院长　教授）
　　　　　　　孔祥骊（河北中医学院院长　教授）
　　　　　　　石学敏（天津中医药大学教授　中国工程院院士）
　　　　　　　匡海学（黑龙江中医药大学校长　教授）
　　　　　　　刘振民（全国中医药高等教育学会顾问　北京中医药大学教授）
　　　　　　　孙秋华（浙江中医药大学党委书记　教授）
　　　　　　　严世芸（上海中医药大学教授）
　　　　　　　杨　柱（贵阳中医学院院长　教授）
　　　　　　　杨关林（辽宁中医药大学校长　教授）
　　　　　　　李大鹏（中国工程院院士）
　　　　　　　李亚宁（国家中医药管理局中医师资格认证中心）
　　　　　　　李玛琳（云南中医学院院长　教授）
　　　　　　　李连达（中国中医科学院研究员　中国工程院院士）

全国中医药行业高等教育"十二五"规划教材
全国高等中医药院校规划教材（第九版）

《分析化学实验》编委会

前　言

全国中医药行业高等教育"十二五"规划教材是为贯彻落实《国家中长期教育改革和发展规划纲要（2010—2020 年)》、《教育部关于"十二五"普通高等教育本科教材建设的若干意见》和《中医药事业发展"十二五"规划》，依据行业人才需求和全国各高等中医药院校教育教学改革新发展，在国家中医药管理局人事教育司的主持下，由国家中医药管理局教材办公室、全国中医药高等教育学会教材建设研究会在总结历版中医药行业教材特别是新世纪全国高等中医药院校规划教材建设经验的基础上，进行统一规划建设的。鉴于由中医药行业主管部门主持编写的全国高等中医药院校规划教材目前已出版八版，为便于了解其历史尚革，同时体现其系统性和传承性，故本套教材又可称"全国高等中医药院校规划教材（第九版)"。

本套教材坚持以育人为本，重视发挥教材在人才培养中的基础性作用，充分展现我国中医药教育、医疗、保健、科研、产业、文化等方面取得的新成就，以期成为符合教育规律和人才成长规律，并具有科学性、先进性、适用性的优秀教材。

本套教材具有以下主要特色：

1. 继续采用"政府指导，学会主办，院校联办，出版社协办"的运作机制

在规划、出版全国中医药行业高等教育"十五"、"十一五"规划教材时（原称"新世纪全国高等中医药院校规划教材"第一版、第二版，亦称第七版、第八版，均由中国中医药出版社出版），国家中医药管理局制定了"政府指导，学会主办，院校联办，出版社协办"的运作机制，经过两版教材的实践，证明该运作机制符合新时期教育部关于高等教育教材建设的精神，同时也是适应新形势下中医药人才培养需求的更高效的教材建设机制，符合中医药事业培养人才的需要。因此，本套教材仍然坚持这个运作机制并有所创新。

2. 整体规划，优化结构，强化特色

此次"十二五"教材建设工作对高等中医药教育 3 个层次多个专业的必修课程进行了全面规划。本套教材在"十五"、"十一五"优秀教材基础上，进一步优化教材结构，强化特色，重点建设主干基础课程、专业核心课程，加强实验实践类教材建设，推进数字化教材建设。本套教材数量上较第七版、第八版明显增加，专业门类上更加齐全，能完全满足教学需求。

3. 充分发挥高等中医药院校在教材建设中的主体作用

全国高等中医药院校既是教材使用单位，又是教材编写工作的承担单位。我们发出关于启动编写"全国中医药行业高等教育'十二五'规划教材"的通知后，各院校积极响应，教学名师、优秀学科带头人、一线优秀教师积极参加申报，凡被选中参编的教师都以积极热情、严肃认真、高度负责的态度完成了本套教材的编写任务。

4. 公开招标，专家评议，健全主编遴选制度

本套教材坚持公开招标、公平竞争、公正遴选主编原则。国家中医药管理局教材办公室和全国中医药高等教育学会教材建设研究会制订了主编遴选评分标准，经过专家评审委员会严格评议，遴选出一批教学名师、高水平专家承担本套教材的主编，同时实行主编负责制，为教材质量提供了可靠保证。

5. 继续发挥执业医师和职称考试的标杆作用

自我国实行中医、中西医结合执业医师准入制度以及全国中医药行业职称考试制度以来。第七版、第八版中医药行业规划教材一直作为考试的蓝本教材，在各种考试中发挥了权威标杆作用。作为国家中医药管理局统一规划实施的第九版行业规划教材，将继续在行业的各种考试中发挥其标杆性作用。

6. 分批进行，注重质量

为保证教材质量，本套教材采取分批启动方式。第一批于2011年4月启动中医学、中药学、针灸推拿学、中西医临床医学、护理学、针刀医学6个本科专业112种规划教材。2012年下半年启动其他专业的教材建设工作。

7. 锤炼精品，改革创新

本套教材着力提高教材质量，努力锤炼精品，在继承与发扬、传统与现代、理论与实践的结合上体现了中医药教材的特色；学科定位准确，理论阐述系统，概念表述规范，结构设计更为合理；教材的科学性、继承性、先进性、启发性及教学适应性较前八版有不同程度提高。同时紧密结合学科专业发展和教育教学改革，更新内容，丰富形式，不断完善，将学科、行业的新知识、新技术、新成果写入教材，形成"十二五"期间反映时代特点、与时俱进的教材体系，确保优质教育资源进课堂，为提高中医药高等教育本科教学质量和人才培养质量提供有力保障。同时，注重教材内容在传授知识的同时，传授获取知识和创造知识的方法。

综上所述，本套教材由国家中医药管理局宏观指导，全国中医药高等教育学会教材建设研究会倾力主办，全国各高等中医药院校高水平专家联合编写，中国中医药出版社积极协办，整个运作机制协调有序，环环紧扣，为整套教材质量的提高提供了保障机制，必将成为"十二五"期间全国高等中医药教育的主流教材，成为提高中医药高等教育教学质量和人才培养质量最权威的教材体系。

本套教材在继承的基础上进行了改革和创新，但在探索的过程中，难免有不足之处，敬请各教学单位、教学人员以及广大学生在使用中发现问题及时提出，以便在重印或再版时予以修正，使教材质量不断提升。

国家中医药管理局教材办公室

全国中医药高等教育学会教材建设研究会

中国中医药出版社

2012 年 6 月

编写说明

　　《分析化学实验》是全国中医药行业高等教育"十二五"规划教材、全国高等中医药院校规划教材（第九版）《分析化学》的配套教材。是依据《分析化学》教学大纲和各院校的使用实际情况编写而成。全书共十章，四十个实验。章节按照教材内容编排，与教材内容对应，以利于教学和训练学生的基本实验技能。内容包括化学分析中的称量操作、重量分析法、滴定分析基本操作、酸碱滴定法、沉淀滴定法、配位滴定法、氧化还原滴定法、电位法及双指示电极电流滴定法八个章节内容。根据需要还增加了分析化学实验基本知识、设计性实验和综合性实验两个章节。全书收载实验内容丰富，验证性实验都是成熟的实验题材，重现性好，易于操作，有些是《中国药典》的实际内容，设计性实验和综合性实验也是结合中药分析选取素材，专业特色明显，实用性强，既可得到方法学训练，又可得到专业训练，为将来从事中药类专业工作打下良好的分析实验基础。

　　本实验教材在原新世纪全国高等中医药院校规划教材《分析化学实验》基础上，结合各兄弟院校实验课程开设情况进行了修订和完善，内容较多，以供各校根据实验情况选用。

　　由于编者水平有限，错误之处在所难免，请广大读者在使用过程中多提宝贵意见，以便再版时修订提高。

《分析化学实验》编委会

2013 年 6 月

目　录

第一章 分析化学实验基本知识

一、分析化学实验的任务和要求

分析化学是一门实践性很强的学科。分析化学实验的任务是使学生加深对分析化学基本理论的理解，掌握分析化学实验的基本操作技能，养成严格、认真和实事求是、一丝不苟的科学作风。通过验证性实验（一般性实验）、综合性实验和设计性实验的系统训练，培养学生观察与动手的能力、分析和解决问题的能力、创新思维和创新实践的能力；树立严格"量"的概念，学会实验数据的处理方法，为学习后续课程和将来从事实际工作打下扎实的基础。为了完成上述任务，提出以下要求：

1. 实验前的预习

预习是做好实验的基础，学生在实验之前，一定要认真阅读有关实验教材，明确本实验的目的、任务、有关原理、操作的主要步骤及注意事项，做到心中有数。并写好报告中的部分内容（如实验名称、日期、目的要求、简要原理、实验内容与步骤的简要描述），以便实验时及时、准确地进行记录。

2. 实验过程中注意事项

（1）进行每一步操作时，都要积极思考这一步操作的目的和作用，可能出现什么现象等。

（2）每人都必须备有专用实验记录本和报告本（单），随时把必要的数据和现象清楚地、正确地记录在专用的记录本上。

（3）应严格地遵守操作规程及注意事项。实验前不应动仪器和试剂，使用不熟悉的仪器和试剂之前，应查阅有关书籍或请教指导教师，不要随意进行实验，以免损坏仪器，浪费试剂，使实验失败，更重要的是预防发生意外事故。

（4）自觉遵守实验室规则，保持实验室整洁、安静，使实验室环境清洁、卫生，仪器安置有序，节约实验用品，废液应按规定处理排放。

3. 实验完毕后注意事项

对实验所得结果和数据，按实际情况及时进行整理、计算和分析。重视总结实验中的经验教训，用专用实验报告单认真写好实验报告，按时交给指导老师。及时洗涤、清理仪器，切断（或关闭）电源和水阀。

记录和报告注意事项及评分标准：

（1）实验报告应包括下列内容：实验名称，日期，目的要求，实验原理，实验内容与步骤的简要描述（可用箭头流程式表示），测量所得数据，各种观察现象（包括文字与图像)与注解，数据处理和实验结果，问题和讨论。

这几项内容的取舍、繁简，应视各个实验的具体需要而定，只要符合实验报告的要求，能简化的应当简化，需保留的必须保留。

（2）记录和计算必须准确、简明(但必要的数据和现象应记全)、清楚。

（3）记录本的篇页都应编号，不要随便撕去。严禁在小片纸上记录实验数据和现象。

（4）记录和计算若有错误，应划掉重写，不得涂改，绝对不允许凑数据。

（5）记录或处理分析数据应按有效数字运算规则处理。

（6）实验结果常以多次测定的平均值表示并计算出相对平均偏差，有时还应计算出测定结果的置信区间或标准偏差。

（7）成绩的评定包括：预习情况及对实验的态度；实验操作技能；原始记录的真实性及对实验结果的态度；实验报告的撰写是否认真和符合要求；实验结果的精密度、准确度及有效数字的表达等。

二、实验室注意事项

1. 遵守实验室各项规章制度。

2. 经常保持实验室整洁和安静，注意桌面和仪器的整洁。

3. 禁止将食物和饮料带入实验室。实验中不用手触摸脸颊、眼等部位。一切化学药品严禁入口。所有药品不得带出实验室，用剩的药品应当归还。

4. 保持水槽清洁，切勿把固体物品投入水槽中。废纸和废屑应投入废纸箱内，废酸和废碱应小心倒入废液缸内，切勿倒入水槽，以免腐蚀下水道。

5. 爱护仪器，节约试剂、水和电等。

6. 避免浓酸、浓碱等腐蚀性试剂溅在皮肤、衣服或鞋袜上。在眼睛受到伤害时，必须立即送医院请眼科医生诊治。如果眼睛被溶于水的化学药品灼伤时，应先用大量的细水流洗涤眼睛，是碱灼伤时再用20%硼酸溶液淋洗，酸灼伤则用3%碳酸氢钠溶液淋洗。用 HNO_3、HCl、$HClO_4$、H_2SO_4 等溶样时，应在通风橱中进行操作。稀释浓酸时应把浓酸加入水中，而不要把水加入浓酸中。

7. 汞盐、氰化物、As_2O_3、钡盐、重铬酸盐等试剂有毒，使用时要特别小心。氰化物与酸作用放出剧毒的 HCN，严禁在酸性介质中加入氰化物。

8. 使用 CCl_4、乙醚、苯、丙酮、三氯甲烷等有毒或易燃的有机溶剂时要远离火源和热源，敞口操作应在通风橱中进行，取用试剂后的试剂瓶应及时加盖，置阴凉处存放，低沸点、低闪点有机溶剂不得在明火或电炉上加热，应在水浴、油浴或可调电压热套中加热。用过的溶剂不可倒入水槽中排放，应倒入回收瓶中集中处理。

9. 使用高压钢瓶时，要严格按操作规程操作。高压钢瓶的种类可根据其颜色加以辨认(见表1-1)。

10. 如果在实验过程中发生着火，应尽快切断电源和燃气源，并选择合适的灭火器材扑灭之。若着火面积较大，在尽力扑救的同时应及时报警。

表 1-1 不同高压钢瓶的辨认

气体名称	瓶体颜色	字样	字样颜色	横条颜色
氧气	天蓝	氧	黑	
氢气	深绿	氢	红	
氮气	黑	氮	黄	棕
二氧化碳	黑	二氧化碳	黄	
压缩空气	黑	压缩空气	白	
硫化氢	白	硫化氢	红	红
二氧化硫	黑	二氧化硫	白	黄
石油气	灰	石油气体	红	
氩气	灰	纯氩	绿	

11. 使用各种仪器时，要在教师讲解或自己仔细阅读并理解操作规程后，方可动手操作。实验室电器设备的功率不得超过电源负载能力。电器设备使用前应检查其是否漏电，装置和设备的金属外壳等都应连接地线。使用电器时，人体与电器导电部分不能直接接触。也不能用湿手按触电器插头。

12. 实验结束后，电、水使用完毕应立即关闭，酒精灯使用完毕应立即熄灭。值日生和最后离开实验室的人员应再次检查确保它们已经关闭。

13. 如发生烫伤和割伤应及时处理，严重者应立即送医院救治。

14. 试剂切勿入口。实验器皿切勿用作餐具。离开实验室时要仔细洗手，如曾使用过毒物，还应漱口。

三、纯水的制备及检验

1. 纯水的制备

根据分析的任务和要求的不同，对水的纯度要求也有所不同。一般的分析工作，采用蒸馏水或去离子水即可；超纯物质的分析，则需纯度较高的"超纯水"。在一般的分析工作中，离子选择电极法、配位滴定法和银量法用水的纯度较高。

（1）蒸馏法：蒸馏法能除去水中的非挥发性杂质，但不能除去易溶于水的气体。同是蒸馏而得的纯水，由于蒸馏器的材料不同，所带的杂质也不同。通常使用玻璃、铜和石英等材料制成的蒸馏器。

（2）离子交换法：这是应用离子交换树脂分离出水中杂质离子的方法。因此用此法制得的水通常称为"去离子水"。此法的优点是容易制得大量纯度较高的水而成本较低。

（3）电渗析法：电渗析法是在离子交换技术的基础上发展起来的方法，即是在直流电场的作用下，利用阴、阳离子交换膜对溶液中离子的选择性透过而去除离子型杂质的方法。此法不能去除非离子型杂质，适合于要求不高的分析工作。

2. 纯水的合理选用及检验方法

（1）纯水的规格：在分析化学实验中，应根据所做实验的水质要求，合理地选用不同规格的纯水。我国已颁布了"分析实验室用水规格和试验方法"的国家标准［GB 6682—92］。标准中规定了分析实验室用水的级别、技术指标、制备方法及检验方法。表1－2为实验室用水的级别及主要指标。

表1-2   分析实验室用水的级别和主要技术指标（引自 GB 6682—92）

指 标 名 称	一 级	二 级	三 级
pH 值范围（25℃）	—	—	5.0～7.5
电导率（25℃）（mS·m^{-1}）	—	≤0.10	≤0.50
电阻率（MΩ·cm）	10	1	0.2
可氧化物质（以 O 计）/（mg/L）	—	0.08	<0.4
蒸发残渣（105℃±2℃）/（mg/L）	—	≤1.0	≤2.0
吸光度（254nm，1cm 光程）	≤0.001	≤0.01	
可溶性硅（以 SiO$_2$ 计）（mg/L）	<0.01	<0.02	

（2）纯水常用的检验方法：实验所用纯水的质量，通常采用物理方法和化学方法检验其纯度来确定。检验项目主要有电导率（或电阻率）、pH、硅酸盐、氯离子及某些金属离子（如镁、铜、锌、铅、铁等）等。

① 电阻率：25℃时电阻率为 $1.0～10×10^6 \Omega·cm$ 的水为纯水，$>10×10^6 \Omega·cm$ 为超纯水。

② 碱度：要求水的 pH 值在 6～7 范围内。对存放较长时间的水，因溶解空气中的 CO_2 pH 值可降至 5.6 左右。取试管两支，分别加入待检验之水 10mL，在一试管中加入甲基红指示剂 2 滴，不应显红色。在另一试管中加入 0.1% 溴麝香草酚蓝（溴百里酚蓝）指示剂 5 滴，不应显蓝色。

③ 氯离子：取待检验之水 10mL，用稀 HNO_3 酸化，加 2 滴 1% $AgNO_3$ 溶液摇匀后不应有浑浊现象。

④ 钙镁离子：取待检验之水 10mL，加氨水 - 氯化铵缓冲溶液（pH≈10）调节溶液 pH 值至 10 左右，加入铬黑 T 指示剂 1 滴，不应显红色。

四、化学试剂的一般知识

化学试剂产品很多，门类也不少，有无机试剂和有机试剂两大类。按用途分为标准试剂、一般试剂、高纯试剂、特效试剂、仪器分析专用试剂、指示剂、生化试剂、临床试剂、电子工业或食品工业专用试剂等。世界各个国家对化学试剂的分类和分级的标准不尽相同。我国化学试剂产品有国家标准（GB）、行业标准（ZB）和企业标准（QB）等。

1. 常用试剂的规格

化学试剂的规格是以其中所含杂质多少来划分的，一般可分为四个等级，其规格和适用范围见表 1－3。

此外，还有一些特殊用途的"高纯"试剂，如光谱纯试剂、基准试剂、色谱纯试剂等。

光谱纯试剂(符号SP)的杂质含量用光谱分析法已测不出或者其杂质的含量低于某一限度，这种试剂主要作为光谱分析中的标准物质。

表1-3 试剂规格和适用范围

等 级	名 称	英文名称	符 号	适 用 范 围	标签标志
一级品	优级纯 (保证试剂)	guarantee reagent	GR	纯度很高，适用于精密分析工作和科学研究工作	绿色
二级品	分析纯 (分析试剂)	analytical reagent	AR	纯度仅次于一级品，适用于多数分析工作和科学研究工作	红色
三级品	化学纯	chemical pure	CP	纯度较二级品差些，适用于一般分析工作	蓝色
四级品	实验试剂 医用试剂	laboratorial reagent	LR	纯度较低，适合作实验辅助试剂	棕色或其他颜色
	生物试剂	biological reagent	BR 或CR		黄色或其他颜色

基准试剂的纯度相当于或高于保证试剂。基准试剂用作滴定分析中的基准物是非常方便的，可用于直接配制标准溶液。

色谱纯试剂是指在仪器最高灵敏度(10^{-10}g)条件下进行分析无杂质峰出现的试剂。

在分析工作中，选用的试剂的纯度要与所用方法相当，实验用水、操作器皿等要与试剂的等级相适应。若试剂都选用GR级的，则不宜使用普通的蒸馏水或去离子水，而应使用经两次蒸馏制得的重蒸馏水。所用器皿的质地也要求较高，使用过程中不应有物质溶解，以免影响测定的准确度。

选用试剂时，要注意节约原则，不要盲目追求纯度高，应根据具体要求取用。优级纯和分析纯试剂，虽然是市售试剂中的纯品，但有时由于包装或取用不慎而混入杂质，或运输过程中可能发生变化，或贮藏日久而变质，所以还应具体情况具体分析。对所用试剂的规格有所怀疑时应该进行鉴定。在特殊情况下，市售的试剂纯度不能满足要求时，分析者应自己动手精制。

常用化学试剂的检验，除经典的湿法化学分析外，已愈来愈多地使用物理方法和物理化学方法，如原子吸收分光光度法、发射光谱法、电化学分析法和紫外、红外、核磁共振波谱法及色谱分析法等。

2. 试剂取用及保管

分析工作者必须对化学试剂标准和性质有明确的认识，做到科学地存放和合理地使用化学试剂，既不超规格造成浪费，又不随意降低规格而影响分析结果的准确度。

(1)取用试剂时应注意保持清洁。瓶塞不许任意放置，取用后应立即盖好，以防试剂被其他物质沾污或变质。

(2)固体试剂应用洁净干燥的小勺取用。取用强碱性试剂后的小勺应立即洗净，以免被腐蚀。

（3）用吸管吸取试剂溶液时，绝不能用未经洗净的同一吸管插入不同的试剂瓶中吸取试剂。

（4）所有盛装试剂的瓶上都应贴有明显的标签，写明试剂的名称、规格及配制日期。切不可在试剂瓶中存放不是标签上所写的试剂。没有标签标明名称和规格的试剂，在未查明前不能随便使用。书写标签最好用绘图墨汁，以免日久褪色。

（5）一般化学试剂应保存在通风良好、干净、干燥的环境中，防止水分、灰尘和其他物质沾污。

（6）容易侵蚀玻璃而影响试剂纯度的试剂（如氢氟酸、氟化物、苛性碱等）应保存在塑料瓶或涂有石蜡的玻璃瓶中。吸水性强的试剂（如碳酸盐、苛性钠、过氧化钠等）应严格用蜡密封。

（7）见光会分解的试剂（如过氧化氢、硝酸银、焦性没食子酸、高锰酸钾等）、与空气接触易被氧化的试剂（如氯化亚锡、硫酸亚铁、亚硫酸钠等）及易挥发的试剂（如溴）应存放在棕色瓶内，置冷暗处存放。

（8）相互间易起反应的试剂（如挥发的酸与氨、氧化剂与还原剂等）应分开存放。易燃的试剂（如乙醇、乙醚、苯、丙酮等）与易爆炸的试剂（如高氯酸、过氧化物、某些硝基化合物与含氮化合物等）应分开存放在不受阳光直接照射的、阴凉通风的试剂柜中，以防止挥发出的蒸气聚集而发生危险。

（9）剧毒试剂（如氰化物、氢氟酸、汞盐、含砷化合物等）应特别妥善保管，经严格手续取用，防止发生事故。

（10）在分析工作中，试剂的浓度及用量应按要求适当使用，过浓或过多，不仅造成浪费，而且还可能产生副反应，甚至得不到正确的结果。

五、定量分析中常用的玻璃仪器

定量分析所用的仪器多为玻璃器皿，根据用途可分为盛装溶液的容器类（如烧杯、试剂瓶等）、量度溶液容积的量器类（如量筒、滴定管、移液管、容量瓶等）及特殊用途类（如干燥器、表面皿、漏斗等）。图1-1为定量分析常用的一些仪器。

1. 玻璃仪器的洗涤与干燥

（1）仪器的洗涤：分析化学实验所用仪器应洁净，洗净的仪器的内、外壁应被水均匀地润湿不挂水珠。实验室中常用的玻璃器皿，如烧杯、锥形瓶、量筒、量杯、表面皿、试剂瓶等可用刷子蘸去污粉或洗涤剂直接刷洗器皿内外壁。再用自来水冲洗干净。

移液管、吸量管、容量瓶、滴定管等具有精确刻度的量器内壁不宜用刷子刷洗也不宜用强碱性洗涤剂洗涤，以免损坏量器内壁而影响量器的准确性。通常将含0.5%左右合成洗涤剂的水溶液浸泡或倒入量器中摇动几分钟后弃去，再用自来水冲洗干净。如果用这种方法仍未将污物洗净，可用重铬酸洗液浸泡量器，用过的洗液应倒回原瓶中，用

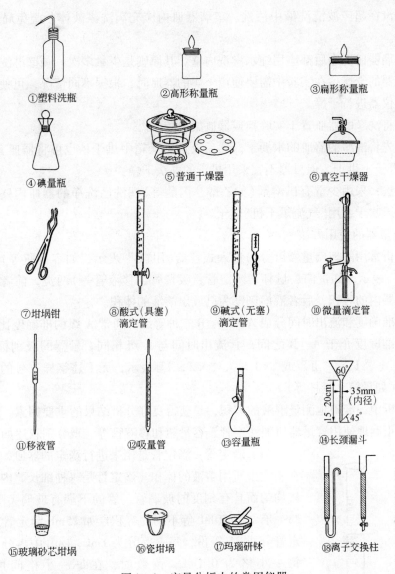

①塑料洗瓶   ②高形称量瓶   ③扁形称量瓶

④碘量瓶   ⑤普通干燥器   ⑥真空干燥器

⑦坩埚钳   ⑧酸式(具塞)滴定管   ⑨碱式(无塞)滴定管   ⑩微量滴定管

⑪移液管   ⑫吸量管   ⑬容量瓶   ⑭长颈漏斗

⑮玻璃砂芯坩埚   ⑯瓷坩埚   ⑰玛瑙研钵   ⑱离子交换柱

图 1 - 1 定量分析中的常用仪器

自来水冲洗量器第一次的废水应倒入废水缸中集中处理。由于重铬酸洗液中的六价铬对环境有污染，对人体有害，应少用。

　　用光学玻璃制成的光度分析用比色皿，不能用毛刷刷洗，应选择不同的洗涤液浸泡，再用自来水冲洗干净。洗涤剂除常用的合成洗涤剂外，还有 HCl 稀溶液、NaOH - KMnO₄溶液、乙醇及其与盐酸或氢氧化钠的混合溶液等。

　　也可以用超声波清洗器洗涤，超声波在液体中传播时的声压剧变使液体发生剧烈的空化和乳化现象，每秒钟产生数百万计的微小空化气泡，这些气泡在声压作用下急速大量产生，并不断剧烈爆破，产生强大的冲击力和负压吸力，使器皿上顽固的污垢剥离，并可将细菌、病毒杀死，具有清洗、提取、脱气、混匀、细胞破碎等用途。

　　当用超声波清洗器洗涤玻璃器皿时，应将器皿中内容物倒掉，并用自来水初步清洗，然后浸没在超声波清洗液中清洗。玻璃器皿内应充满洗涤液体，避免局部"干超"致器皿破裂。

所有玻璃器皿洗净后都应用纯水淋洗内壁。其原则是少量多次，顺壁淋洗。

（2）仪器的干燥：在实验中需要使用干燥的器皿时，根据不同情况，可使用下述方法将洗净的仪器进行干燥。

晾干：将洗净的器皿置于实验柜或器皿架上晾干。

烘干：先将洗净的器皿的水沥干，然后放进干燥箱中烘干；也可将器皿套在"气流烘干机"的杆子上烘干，但量器不宜采用烘干的办法干燥。

其他方法：采用少量有机溶剂（如乙醇、丙酮等）润洗已洗净的器皿内壁，倾出溶剂后用电吹风吹干或用"气流烘干机"烘干。

2. 玻璃量器的使用方法

定量分析常用的玻璃量器可分为量入式容器（用"E"表示，如容量瓶等）和量出式容器（用"A"表示，如量筒、量杯、滴定管、吸量管、移液管等）两类，前者液面的对应刻度为量器内的容积，后者液面刻度为已放出溶液的体积。

量器按准确度和流出时间分成 A、A_2、B 三种等级。通常 A 级的准确度比 B 级高 1 倍，A_2 级的准确度介于 A、B 之间，其流出时间与 A 级相同。量器的级别标志用"一等"、"二等"、"Ⅰ"、"Ⅱ"或"＜1＞"、"＜2＞"等表示，无上述字样符号的量器，则表示无级别（如量筒、量杯等）。

滴定分析中，准确地测量溶液的体积，是获得良好分析结果的重要因素。为此，必须了解如何正确地使用容量器皿如滴定管、容量瓶和移液管等。现分别叙述如下：

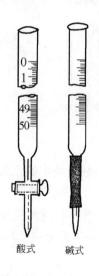

图 1－2　滴定管

（1）滴定管：滴定管是用来进行滴定的器皿，用于测量在滴定中所用溶液的体积。滴定管是一种细长、内径大小比较均匀而具有刻度的玻璃管，管的下端有玻璃尖嘴（图 1－2）。有 25、50mL 等不同的容积。如 25mL 滴定管就是把滴定管分成 25 等份，每一等分为 1mL，1mL 中再分 10 小格，每一小格为 0.1mL，读数时，在每一小格间可再估计出 0.01mL。

滴定管一般分为两种，一种是酸式滴定管，另一种是碱式滴定管。酸式滴定管的下端有玻璃活塞，可盛放酸液及氧化剂，不能盛放碱液，因碱液常使活塞与活塞套黏合，难于转动。盛放碱液时要用碱式滴定管，它的下端连接一橡皮管，内放一玻璃珠，以控制溶液的流出，下面再连有一尖嘴玻璃管，这种滴定管不能盛放酸或氧化剂等腐蚀橡皮的溶液。

为了防止滴定管漏水，在使用酸式滴定管之前要将已洗净的滴定管活塞拔出，用细布或滤纸将活塞及活塞套擦干，在活塞粗端和活塞套的细端分别涂一薄层凡士林，把活塞插入活塞套内，来回转动数次，直到在外观察时呈透明即可。亦可在玻璃活塞孔的两端涂上一薄层凡士林，小心不要涂在塞孔处以防堵塞孔眼，然后将活塞插入活塞套内，来回旋转活塞数次直至透明为止(图1-3)。在活塞末端套一橡皮圈以防在使用时将活塞顶出。然后在滴定管内装入蒸馏水，置滴定管架上直立2分钟观察有无水滴下滴，缝隙中是否有水渗出并将活塞转180°再观察一次，放在滴定管架上，没有漏水即可应用。

为了保证装入滴定管溶液的浓度不被稀释，要用该溶液洗滴定管3次，每次约为7~8mL。其方法是注入溶液后，将滴定管横过来，慢慢转动，使溶液流遍全管，然后将溶液自下放出。洗好后，即可装入溶液。装溶液时要直接从试剂瓶倒入滴定管，不要再经过漏斗等其他容器。

将标准溶液充满滴定管后，应检查管下部是否有气泡，如有气泡，可转动活塞，使溶液急速下流驱去气泡。如为碱式滴定管，则可将橡皮管向上弯曲，并在稍高于玻璃珠所在处用两手指挤压，使溶液从尖嘴口喷出，气泡即可除尽(图1-4)。

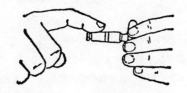

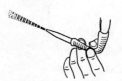

图1-3　涂凡士林操作　　　　　　图1-4　碱式滴定管排气泡的方法

滴定管的读数：在读数时，应将滴定管垂直地夹在滴定管夹上，并将管下端悬挂的液滴除去。滴定管内的液面呈弯月形，无色溶液的弯月面比较清晰，读数时，眼睛视线与溶液弯月面下缘最低点应在同一水平上，眼睛的位置不同会得出不同的读数(如图1-5)。为了使读数清晰，亦可在滴定管后边衬一张纸片作为背景，形成颜色较深的弯月带，读取弯月面的下缘，这样做不受光线的影响，易于观察(图1-6)。深色溶液的弯月面难以看清，如$KMnO_4$溶液，可观察液面的上缘。读数时应估计到0.01mL。

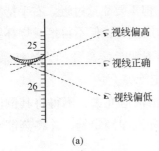

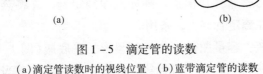

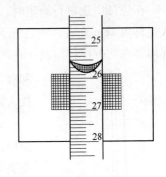

图1-5　滴定管的读数　　　　　　　　图1-6　滴定管后衬读数卡
(a)滴定管读数时的视线位置　(b)蓝带滴定管的读数

由于滴定管刻度不可能非常均匀，所以在同一实验的每次滴定中，溶液的体积应该控制在滴定管刻度的同一部位，例如第一次滴定是在0~30mL的部位，那么第二次滴定也使用这个部位，这样由于刻度不准确而引起的误差可以抵消。

滴定：进行滴定时，应将滴定管垂直地夹在滴定管架上。使用酸式滴定管时，左手握滴定管，拇指在前，食指及中指在后，一起控制活塞，在转动活塞时，手指微微弯曲，轻轻向内扣住，手心不要顶住活塞小头一端，以免顶出活塞，使溶液溅漏（图1-7）。使用碱式滴定管时，仍用左手握管，用拇指和食指捏玻璃珠所在部位稍上处的橡皮，使形成一条缝隙，溶液即可流出（图1-8）。

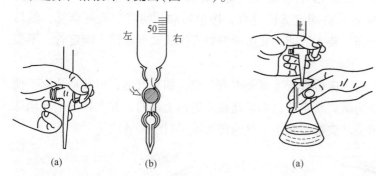
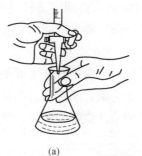
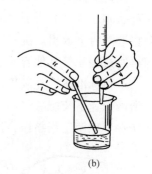

图1-7　滴定管的操作
(a)酸式滴定管的操作
(b)碱式滴定管的操作

图1-8　滴定操作
(a)在锥形瓶中酸式滴定管的滴定操作
(b)在烧杯中碱式滴定管的滴定操作

滴定时，按图1-7所示，左手控制溶液流量，右手拿住瓶颈，并向同一方向做圆周运动，旋摇，这样使滴下的溶液能较快地被分散进行化学反应。但注意不要使瓶内溶液溅出，在接近终点时，必须用少量蒸馏水吹洗锥形瓶器壁，使溅起的溶液淋下，充分作用完全。同时，滴定速度要放慢，以防滴定过量，每次加入1滴或半滴溶液，不断摇动，直至到达终点。用酸式滴定管加半滴溶液时，微微转动旋塞，使溶液悬挂在出口管嘴上，形成半滴，用锥形瓶内壁将其沾落，再用洗瓶以少量蒸馏水吹洗瓶壁。用碱式滴定管加半滴溶液时，应先松开拇指与食指，将悬挂的半滴溶液沾在锥形瓶内壁上，再放开无名指与小指，以免出口管尖出现气泡。

在烧杯中正进行滴定时，将烧杯放在白瓷板上，调节滴定管高度，使滴定管下端伸入烧杯内1cm左右。滴定管下端应在烧杯中心的左后方处，但不要靠壁过近。右手持搅拌棒在右前方搅拌溶液。在滴加溶液的同时，搅拌棒应做圆周搅动，但不得接触烧杯壁

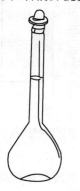

图1-9　容量瓶

和底。当加半滴溶液时，用搅拌棒下端承接悬挂的半滴溶液，放入溶液中搅拌。注意不要接触滴定管尖。

滴定结束后，滴定管内剩余的溶液应弃去，不得将其倒回原瓶，以免沾污整瓶操作溶液。随即洗净滴定管，并将蒸馏水充满全管，夹在滴定管架上，备用。

（2）容量瓶：容量瓶是一种细颈梨形的平底瓶（图1-9），带有磨口塞或塑料塞。颈上有标线，表示在所指温度下当液体充满到标线时，液体体积恰好与瓶上所注明的体积相等。容量瓶一般用来配制标准溶液或试样溶液。

容量瓶在使用前先要检查其是否漏水。检查的方法是：放

入自来水至标线附近，盖好瓶塞，瓶外水珠用布擦拭干净，用左手按住瓶塞，右手手指顶住瓶底边缘，把瓶倒立2分钟，观察瓶周围是否有水渗出，如果不漏，将瓶直立，把瓶塞转动约180°后，再倒立过来试一次。检查两次很有必要，因为有时瓶塞与瓶口不是任何位置都密合的。

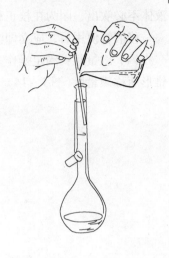

在配制溶液时，先将容量瓶洗净。如用固体物质配备溶液，应先将固体物质在烧杯中溶解后，再将溶液转移至容量瓶中，转移时，要使玻璃棒的下端靠近瓶颈内壁，使溶液沿壁流(图1-10)，溶液全部流完后，将烧杯轻轻沿玻璃棒上提，同时直立，使附着在玻璃棒与烧杯嘴之间的溶液流回到烧杯中，然后用蒸馏水洗涤烧杯三次，洗涤液一并转入容量瓶。当加入蒸馏水至容量瓶容

图1-10 溶液转入容量瓶

量的2/3时，摇动容量瓶，使溶液混匀。接近标线时，要慢慢滴加，直至溶液的弯月面与标线相切为止。

有时，也可以把一干净漏斗放在容量瓶上，将已称量的试样倒入漏斗中(这时大部分已经落入容量瓶中)。然后，应以洗瓶吹出少量蒸馏水，将残留在漏斗上的试样完全洗入容量瓶中，冲洗几次后，轻轻提起漏斗，再用洗瓶的水充分冲洗，然后如前操作。

容量瓶不能久贮溶液，尤其是碱性溶液，它会侵蚀粘住瓶塞，无法打开。所以配制好溶液后，应将溶液倒入清洁干燥的试剂瓶中储存，容量瓶不能用火直接加热与烘烤。

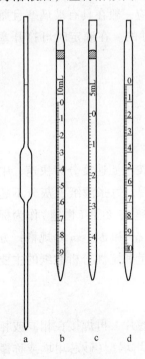

图1-11 移液管和吸量管

(3)移液管：移液管(吸管)用于准确移取一定体积的溶液，通常有两种形状，一种移液管中间有膨大部分，称为胖肚移液管或胖肚吸管，常用的有5、10、25、50mL等几种。另一种直形的，管上有分刻度，称为吸量管(刻度吸管)。常用的有1、2、5、10mL等多种(图1-11)。

使用时，洗净的移液管要用被吸取的溶液洗涤三次，以除去管内残留的水分。为此，可倒少许溶液于一干净干燥的小烧杯中，用移液管吸取少量溶液，将管横下转动，使溶液流过管内标线下所有的内壁，然后使管直立将溶液由尖嘴口放出(图1-12)。

吸取溶液时，一般可以用左手拿洗耳球(无洗耳球时，对无毒溶液可用嘴吸)，右手把移液管插入溶液中吸取。当溶液吸至标线以上时，立刻用右手食指按住管口，取出用滤纸擦干下端，然后稍松食指，使液面平稳下降，直至液面的弯月面与标线相切，立即按紧食指，将移液管垂直放入接受溶液的容器中，管尖与容器壁接触(图1-13)，放松食指，使溶液自由流出，流完后再等15秒，残留于管尖的

液体不必吹出，因为在校正移液管时，也未把这部分液体体积计算在内。

移液管使用后，应立即洗净放在移液管架上。

(4)碘量瓶：滴定操作多在锥形瓶中进行，有时也可在烧杯中进行。带磨口塞子的锥形瓶称碘量瓶(图1-14)。

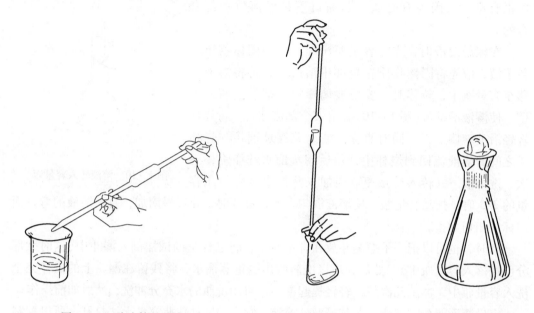

图1-12　移液管的洗涤　　　　图1-13　从移液管放出液体　　　　图1-14　碘量瓶

由于碘较易挥发而引起误差，因此在用碘量法测定时，反应一般在具有玻璃塞且瓶口带边的锥形瓶中进行，碘量瓶的塞子及瓶口的边缘都是磨砂的。在滴定时可打开塞子，用蒸馏水将挥发在瓶口及塞子上的碘液冲洗入碘量瓶中。

六、滤纸及滤器

1. 滤纸

分析化学实验中常用的滤纸有定性滤纸和定量滤纸两种。按过滤速度分为快速、中速和慢速滤纸三类。定量滤纸又称为"无灰"滤纸，一般灼烧后，每张滤纸的灰分不超过0.1mg。各种定量滤纸在滤纸盒上用白带(快速)、蓝带(中速)、红带(慢速)作为标志分类。滤纸外形有圆形和方形两种。常用的圆形滤纸有 $\phi7$、$\phi9$ 和 $\phi11cm$ 等规格；方形滤纸有 60cm×60cm、30cm×30cm 等规格。表1-4列出定量和定性分析滤纸的主要规格。

2. 玻璃滤器

玻璃滤器是利用玻璃粉末在600℃左右烧结制成的多孔性滤片，再焊接在相同或相似膨胀系数的玻璃壳或玻璃管上制成。有各种形式的滤器，如坩埚型(砂芯坩埚或称微孔玻璃坩埚)、漏斗型(砂芯漏斗)和管状型(筒式滤器)等。按玻璃滤片的平均孔径大小，玻璃滤器分成6个号(表1-5)。

表1-4 定量和定性滤纸规格

项 目	单 位	定性滤纸			定量滤纸		
		快速	中速	慢速	快速	中速	慢速
重量	g/m²	75	75	80	75	75	80
过滤示例		$Fe(OH)_3$	$ZnCO_3$	$BaSO_4$	$Fe(OH)_3$	$ZnCO_3$	$BaSO_4$
水分	%不大于	7	7	7	7	7	7
灰分	%不大于	0.01	0.01	0.01	0.15	0.15	0.15
含铁量	%不大于				0.003	0.003	0.003
水溶性氯化物	%不大于	—	—	—	0.02	0.02	0.02

表1-5 滤器规格和用途

滤 片 号	平均孔径/μm	一 般 用 途
1	80~120	滤除粗颗粒沉淀
2	50~80	滤除较粗颗粒沉淀
3	15~40	滤除化学分析中的一般结晶沉淀和杂质。滤除水银
4	5~15	滤除细颗粒沉淀
5	2~5	滤除极细颗粒沉淀
6	<2	滤除细菌

化学分析中常用3号、4号滤器。

3. 滤膜

滤膜也是分析化学中的重要滤器，也是中药分析中的重要工具。滤膜分为超滤膜、微孔滤膜、纳滤膜、微滤膜、中空纤维超滤膜等，在仪器分析中，如液相色谱法常用0.45μm微孔滤膜过滤的方法来除去样品中的杂质。

七、实验数据的记录、处理和实验报告

1. 实验数据记录

要求学生应有专门的实验记录本，标上页数，不得撕去任何一页。绝不允许将数据记在单页纸上，或记在一张小纸片上，或随意记在任何地方。实验记录本应与实验报告本分开。

实验过程中的各种测量数据及有关现象，应及时、准确而清楚地记录下来。记录实验数据时，要有严谨的科学态度和实事求是的工作作风，切不可夹杂主观因素，绝不能随意拼凑和伪造数据。

实验过程中涉及的各种特殊仪器的型号和标准溶液浓度、特殊样品的处理方法、典型的试验条件等，也应及时准确记录下来。

记录试验中测量数据时，应注意其有效数字位数与相应仪器分度值相匹配。如：用分析天平称重时，要求记录至0.0001g；滴定管和吸量管的读数，应记录至0.01mL。

实验记录上的每一个数据都是测量结果，所以，重复测定时，即使数据完全相同，也应记录下来。

进行记录时，文字记录应保持整洁。对数据记录，应用一定的表格形式，这样就更为清楚明了。

在实验过程中，如发现数据算错、测错或读错而需要改动时，可将该数据用一横线划去，并在其上方写上正确数字。

2. 分析数据处理

由于分析实验选择的是系统误差可以忽略的成熟分析实例，所以往往只需要对 $3 \sim 4$ 次平行分析结果的平均偏差进行计算，用于表达结果的误差。对于分析中出现可疑值问题，可按 Q 检验或 G 检验法判断处理。

3. 实验报告

实验完毕后，应用专门的实验报告本，及时认真地写出实验报告。分析化学实验报告一般包括下列内容。

试验（编号）（实验名称）（实验日期）

一、目的要求

二、实验原理

简要用文字或化学反应式说明。对特殊仪器的实验装置，应画出实验装置图，写出定量计算公式等。

三、实验步骤

应简明扼要写出，可用文字或流程图描述实验过程。

四、实验数据及其处理

应用文字、表格、图形，将数据表示出来。根据实验要求计算出分析结果、实验误差大小。

五、讨论

包括实验教材上的思考题和实验中观察到的现象，进行讨论和分析，以提高自己分析问题和解决问题的能力。

第二章 化学分析中的称量操作

一、分析天平

(一) 天平的分类

天平是在地球重力场内利用力平衡原理测定物体质量的一种仪器。天平的分类可按所采用的平衡原理不同，分为机械天平和电子天平两大类。

1. 机械天平

机械天平是利用杠杆平衡原理进行衡量的，它一般采用单杠杆形式，衡器则采用复杠杆形式。

(1) 按横梁的形式，可分为等臂天平和不等臂天平两类，等臂天平又分为双盘等臂天平和单盘等臂天平两种。其中双盘等臂天平是目前最常用的天平，单盘等臂天平则很少用。不等臂天平，通常称为单盘天平。

(2) 按横梁上的指针形式，天平分为普通标牌天平和微分标牌天平两种。微分标牌天平因具有电光读数装置，故又称电光天平。

(3) 按天平是否附有机械加码装置，天平可分为全机械加码天平、半机械加码天平和无机械加码天平。

(4) 按天平精度分类。①按相对精度：按现行杠杆式天平国家标准(GB 4168—84)，将天平的标称分度值与最大称量值的比值定为相对精度，并以此将天平划分为十个等级，详见表 2 - 1。只要知道相对精度级别、最大称量及分度值中的任意两个，就可以知道另外一个，便于选天平。例如：最大称量值为 160g，分度值为 0.1mg 的天平，其相对精度为 $0.1mg/160g = 6.25 \times 10^{-7} < 1 \times 10^{-6}$，为四级精度。②按绝对精度：绝对精度分类方法是将天平的标称分度值作为唯一条件，这种方法被通常采用。如通常讲的千分之一天平(1mg)、万分之四天平(0.4mg)、万分之一天平(0.1mg)、十万分之一天平(0.01mg)及百万分之一天平(0.001mg)等。但是，绝对精度分类只讲天平分度值，而不考虑天平最大称量值，所以不能全面反映天平的性能指标。

(5) 按天平用途分类可分为标准天平、分析天平、工业天平及专用天平四类：①标准天平：计量部门用作检定砝码。标准天平严格禁止作其他衡量用。②分析天平：用于微量化学分析或一般化学分析及高精度衡量。根据其最大称量值和分度值，分析天平又可分为：大称量分析天平(最大称量值 1 ~ 5kg，分度值 1 ~ 5mg)、常量分析天平(最大称量值 20 ~ 100g，分度值 ≤ 0.1mg)、微量分析天平(最大称量值 < 20g，分度值 ≤ 0.01mg)、超微量分析天平(最大称量值 < 1g，分度值 = 1 ~ 0.01mg)。③工

业天平：用于工业分析和中等精度衡量，可称贵重宝石、珠宝、首饰、药物制剂和药品等等。工业天平最大称量为 $20g \sim 50kg$。④专用天平：现代工业生产中，天平还被广泛采用到生产线上执行某种专门的职能。如计数天平、热分析天平、颗粒分析仪等专用天平。

表 2 – 1　天平的相对精度级别

相对精度级别	标称分度值与最大称量之比值不大于	相对精度级别	标称分度值与最大称量之比值不大于
1	1×10^{-7}	6	5×10^{-6}
2	2×10^{-7}	7	1×10^{-5}
3	5×10^{-7}	8	2×10^{-5}
4	1×10^{-6}	9	5×10^{-5}
5	2×10^{-6}	10	1×10^{-4}

2. 电子天平

电子天平是通过压力传感器将"力"信号转化为电信号进行称量的。

（二）分析天平的结构

1. 电光天平的结构

图 2 – 1 为全机械加码电光分析天平结构示意图。

（1）天平梁：是天平的主要部件。多用质轻坚固、膨胀系数小的铝铜合金制成，起平衡和承载物体的作用。梁上装有三个棱形的玛瑙刀，其中一个装在正中的称为中刀或支点刀，刀口向下；另外两个与中刀等距离地被分别安装在梁的两端，称为边刀或承重刀，刀口向上。正常情况下，三个刀口必须完全平行且位于同一水平面上。

（2）支柱和水平泡：支柱是金属材料做的中空圆柱，下端固定在天平底座中央，支撑着天平梁。在支柱上方的平面，装有水平泡，借螺旋脚调节天平放置水平。

（3）指针和感量螺丝：指针固定在梁的正中，下端的后面有一块刻有分度的标牌，借以观察天平梁倾斜的方向和程度。指针上装有感量螺丝，用来调节梁的重心，以改变天平的灵敏度。

（4）吊耳和天平秤盘：吊耳挂在两个边刀上，下面挂有称盘，通常右盘放被称物，左盘放砝码。

（5）空气阻尼器：由两个特制的金属圆筒构成，外筒固定在支柱上，内筒比外筒略小，悬于吊耳钩下，两筒间隙均匀，没有摩擦。当梁摆动时，左右阻尼器的内筒也随着上下移动，使筒内空气一边得膨胀的力，另一边则受到压缩的力。为使筒内外空气的压力一致，便产生抵制膨胀和压缩的力，即产生抑制梁摆动的力，这样利用筒内空气阻力使之很快停摆达到平衡以加快称量速度。

（6）盘托和升降枢：为了使天平盘在不载重时稳定，或在称量时防止横梁倾斜过度，故在盘下装有盘托；为使天平梁支撑起来进行称量，使用旋钮控制升降枢，将梁托起进行称量。

（7）平衡螺丝：在梁的上部两端各装有一个平衡螺丝，用来调节天平的零点。

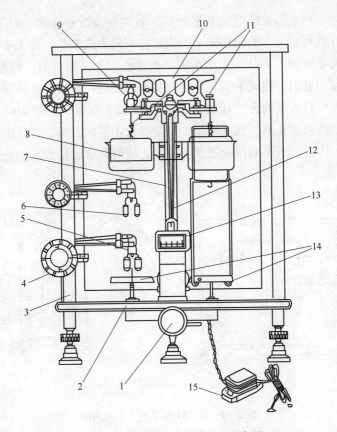

图 2-1 TG328A 型分析天平示意图

1. 升降枢钮；2. 底板；3. 框罩；4. 加码指数盘；5. 加码钩；6. 挂码；7. 立柱；8. 阻尼器；

9. 圈码；10. 横梁；11. 吊耳；12. 指针；13. 投影屏；14. 秤盘；15. 变压器

（8）天平箱：天平箱起保护天平的作用，另外在称量时，可减少外界温度、空气流动等外部因素的影响。箱下装有三支脚，前面两个是供调整天平水平位置的螺旋脚，三只脚都放在垫脚中。

（9）砝码：每台天平都附有一盒配套的砝码。为了便于称量，砝码大小有一定的组合规律，通常采取 5、2、2*、1 系统的组合，也有 5、3、2、1 系统组合的，并按固定的顺序放在承码架上。面值相同的砝码（或称名义质量相同的砝码），它们之间的重量有微小的差别，所以面值相同的砝码上均打有标记以示区别。1g 以上的砝码用铜合金或不锈钢制成；全机械加码电光天平的砝码通过指数盘带动操纵杆自动地将砝码加上或取下。另一个是光学读数装置，即在指针的下端装有一个透明的微分标尺，后面用灯光照射，标尺经透镜放大 10～20 倍，再由反射镜反射到投影屏上。通过光学系统将指针偏移的程度放大在投影屏上，直接读出 10mg 以下的重量。

2. 单盘电光天平的结构

单盘天平的结构如图 2-2 所示。它与以上所介绍的电光天平稍有不同，属于不等臂天平，它的横梁采用不等臂杠杆形式，其上装有两把玛瑙刀：支点刀和承重刀。支点刀装在横梁中部，横梁前臂短，后臂长。承重刀装在短臂端，承受吊耳、承码架、砝码、秤盘的重量。横梁的长臂端装有平衡锤、阻尼器及微分标牌。天平只有一个秤盘，全部砝码都悬挂在秤盘上方的承码架上。天平按减码方式工作。即天平不称量时，全部砝码都作为吊挂系统的一部分，作用在横梁的承重刀上。称量时，将称量物放在盘内，减去与物体等量的砝码，使天平实现平衡。减去的砝码的重量就是称量物的重量，它的数值大小直接反映在天平前方的读数器上，10mg 以下重量仍从投影屏上读出。此种天平由于被称物和砝码都在同一盘上称量，不受臂长不等的影响，并且由于总是在天平最大负载下称量，因此，天平的灵敏度基本不变，所以是比较精密的一种天平。

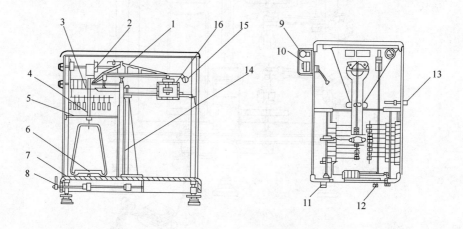

图 2 - 2　TG729 型单盘天平结构图

1. 横梁；2. 吊耳；3. 挂码承架；4. 挂码；5. 隔板；6. 秤盘；7. 底板；8. 开关旋钮；9. 灯源；10. 变压器；
11. 指数盘；12. 微读旋钮；13. 调零旋钮；14. 立柱；15. 微分标牌；16. 阻尼器

3. 扭力天平

扭力天平是利用弹性材料变形所产生的力矩与被称物体的重量所产生的力矩相平衡的原则测量物体。目前中国普遍使用的是片簧支承式扭力天平。这种扭力天平主要由杠杆(横梁)、游丝(平卷弹簧或张丝)和片簧(弹性吊带)组成。

4. 电子天平

电子天平的结构原理如图 2-3 所示。天平分为机械部分和电子部分两部分。机械部分由扰性轴承、秤盘、两对三角形的导向装置组成。机械部分的作用是将力传递给压力传感器。电子部分由磁轭、磁铁、极靴、补偿线圈、温度补偿、示位器及有关电路组成。

(三) 天平的使用规则

1. 机械天平的使用规则

(1) 正式使用天平前，应做好一系列的准备工作：检查天平是否水平，机械加码指数盘是否全都指零，并清除秤盘和底板上的灰尘。然后开启天平，观察指针摆动是否正常，调整好天平零点，关闭，即可正式开始称量。

(2) 称量时应注意，开关天平动作一定要轻缓平稳，绝不允许猛开猛关，要特别注意保护天平的刀口不受损伤。开启天平后，绝不允许在秤盘上取放物品或砝码，也不能转动机械加码指数盘、移动骑码，以及开关天平门。天平不允许超负荷使用。

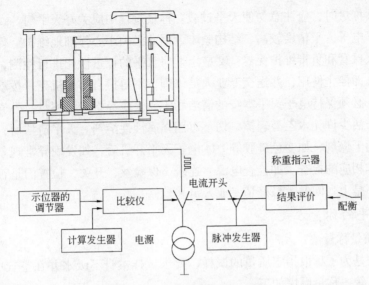

图 2 - 3　电子天平结构原理图

（3）称量时，被称物品一般不能直接放在天平秤盘上，而应用洁净的器皿（称量瓶、表面皿、瓷皿、玻璃杯、坩埚等）盛好被称试样后，再放到天平秤盘上进行称量。吸潮物质、挥发性物质、释放气体物质，应装在带盖器皿中进行称量。不能用天平直接称量过冷或过热的物体。

（4）称量物体时，必须按"由大到小"的顺序选用砝码。在天平达到平衡状态之前，不应将升降枢钮完全打开，增减砝码时必须关闭天平，但当天平达到平衡状态，需要读数时，必须注意将升降枢钮完全打开。

（5）砝码和被称物体应放在秤盘中央，应尽可能使用天平侧门而不开前门，以减小人体体温的影响。

（6）天平开启后，秤盘不应有持续晃荡现象，否则，应微微制动天平数次，让盘托消除了秤盘的摇晃现象后，再完全打开天平。

（7）称量完毕后，关闭升降枢钮，取出被称物体，将砝码复原，关好天平门，切断电源，罩上防尘罩。

2. 电子天平的使用规则

（1）应选择防尘、防震、防湿、防止过大温度波动和过大气流的房间作天平室。

（2）在开始使用电子天平之前，要求预先开机，即要有约半小时到 1 小时的预热时间。如果天平一天中要多次使用，最好让天平一直处于开启状态。这样，电子天平内部能有一个恒定的操作温度，有利于称量的准确度。

（3）电子天平从首次使用起，应定期对其进行校准。如果天平连续使用，应每周进行一次校准。校准必须用标准砝码。校准前，电子天平必须开机预热 1 小时以上，并复对水平。

（4）电子天平称量操作时，应正确使用各控制键及功能键。选择最佳的积分时间选择器和稳定性检测器调节，正确掌握读数或打印时间，以获取最佳的称量结果。当启用去皮键作连续称量时，应注意勿使天平过载。称量过程中应关好天平门。

（5）由于电子天平精度较高、结构紧凑，因此必须小心仔细地维护、保养：①电子天平应由专人保管和负责维护保养。②应定期对天平的计量性能进行检测，如发现天平不合格，应立即停止使用，并送交专业人员修理，不得擅自打开机壳，拨动机械零件和电器组件。③必须保持电子天平本身的清洁和干燥。应经常清洁秤盘、外壳和框罩，一般用清洁绸布沾少许无水乙醇轻擦，切不可用强腐蚀性溶剂。天平清洁后，框罩内应放置无腐蚀性的干燥剂，如变色硅胶等。④电子天平开机后，如发现异常现象，应立即关闭天平，并作相应的检查。如检查电源、连线、保险丝、开关、检查门是否关好，是否超载等，如不是上列问题，最好请专业人员来检修。

（四）天平的称量方式

1. 固定质量称量法

这种方法是为了称取指定质量的试样，要求试样本身不吸水并在空气中性质稳定，如金属、矿石等，称量顺序如下：

先称容器（如表面皿）的质量，并记录平衡点，再称试样。如指定称取 0.3000g 时，在左边秤盘（或砝码指数盘）增加 0.3000g 砝码，在右边秤盘的容器中加入 0.3000g 的试样，直到天平平衡点与称表面皿时的平衡点基本一致（误差 $\leqslant$ 0.2mg）时，关闭天平并记录数据。这种方法优点是称量计算简便，因此，在工业生产分析中，广泛采用这种称量方法。

2. 递减称量法

这种方法称出试样的质量不要求固定的数值，只需在要求的范围内即可，适于称取易吸水、易氧化或易与 CO_2 反应的物质。将此类物质盛在带盖的称量瓶中进行称量，因为既可防止吸潮、防尘，又便于称量操作。称量顺序如下：

先在称量瓶中装适量试样（如果试样曾经烘干，应放在干燥器中冷却到室温），用洁净的小纸条或塑料薄膜套，套在称量瓶上，先在台秤上称其重量，再将称量瓶放在分析天平上精确称出其质量，设为 W_1g。将称量瓶取出，用称量瓶盖轻轻地敲瓶的上部，使试样慢慢落入容器中，如图 2-4 所示。然后慢慢地将瓶竖起，用瓶盖敲瓶口上部，使粘在瓶中的试样落入瓶中，盖好瓶盖。再将称量瓶放回天平盘上称量，如此重复操作，直到倾出的试样质量达到要求为止。设倒出第一份试样后称量瓶与试样质量为 W_2g，则第一份试样质量为 $W_1 - W_2$（g）。

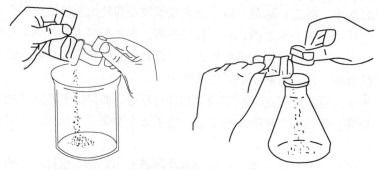

图 2-4　从称量瓶中敲出试样示意图

同上操作，逐次称量，即可称出多份试样，例如：

称量瓶 + 试样(W_1) = 21.2350(g)

称量瓶 + 试样(W_2) = 21.0128(g)　　　$W_1 - W_2 = 0.2222$(g)……第一份试样质量

称量瓶 + 试样(W_3) = 20.7916(g)　　　$W_2 - W_3 = 0.2212$(g)……第二份试样质量

称量瓶 + 试样(W_4) = 20.5701(g)　　　$W_3 - W_4 = 0.2215$(g)……第三份试样质量

二、分析天平的使用

实验一　分析天平称量练习

一、目的要求

1. 掌握正确使用分析天平的方法。
2. 掌握直接称量和减量称量的方法。

二、实验原理

分析天平是定量分析实验中最重要的仪器之一。每一项定量分析工作都直接或间接地需要使用天平，常用的分析天平有阻尼天平、半自动电光天平、全自动电光天平、单盘电光天平、微量天平和电子天平等，这些天平在构造和使用方法上虽有不同，但基本原理是相同的。

三、仪器与试剂

1. 仪器

分析天平(电光天平、电子天平)、称量瓶。

2. 试剂

重铬酸钾。

四、实验内容与步骤

1. 直接称量法练习

按照以下步骤，用直接称量法称取空称量瓶的重量，重复3次。

(1) 检查：对照天平构造有关部分，检查横梁、吊耳、秤盘、砝码是否处于正常位置，有无脱落现象；砝码指数盘是否在"零"位；并检查砝码盒内的砝码是否齐全。

(2) 调节水平：观察支柱上水平仪的气泡是否在圆圈中心，若不在中心，应调节天平脚处水平调节螺丝的高低使气泡回到中心。

(3) 调节零点：接通电源，慢慢开启升降枢钮，在不载重情况下，观察投影屏上的刻线与缩微标尺的"零"刻度是否重合。若不重合可调节显示屏下的微动调节梗，使刻线与"零"刻度重合。若相差较大则可调整横梁上左右二个平衡螺丝使其重合(初学者应在教师辅导下进行)。零点的读数应估计到小数点后一位数。

(4)调整灵敏度:在天平上增加 10mg 砝码,开启升降枢钮,观察投影屏上的刻线与缩微标尺上的刻度重合处,显示读数应在 10mg ± 0.3mg 范围内。如果超出该范围,则应调节重心螺丝,直至符合要求(该操作应由教师完成)。

(5)预称:物品在称量前应先放在干燥器内冷却到室温,在干燥器内用洁净小纸条夹住被称量物品,取出后先在台秤上进行预称,了解试样的粗略重量,供称量时加减砝码作参考。

(6)称量:用洁净小纸条夹住称量瓶,并将其放在秤盘中央,按照从大到小的顺序加减砝码,每次加减砝码应缓缓半开升降枢钮,观察标尺的偏移趋势,直至天平标尺的移动趋于缓慢。最后缓缓开启升降枢钮,观察投影屏上的刻线与缩微标尺上的刻度重合处,读取称量值,记录数据。

(7)结束工作:关闭升降枢钮,取出称量瓶,关好天平门,砝码指数盘旋至"零"位,各部件恢复原位,关闭电源。

(8)登记:在分析天平使用登记本上登记日期、姓名、天平器号及使用情况。

2. 减量称量法练习

按直接称量法练习的步骤检查天平、调节水平并调整零点及灵敏度。

(1)取 2 个洁净、干燥的小烧杯,分别在天平上称准至 0.1mg。分别记录为 $W_5(g)$、$W_6(g)$。

(2)按照以下步骤,用减量称量法称取 2 份重铬酸钾试样,每份重量约 0.2 ~ 0.4g。

预称:在干燥器内用洁净小纸条夹住称量瓶,取出,在台秤上称重,然后加入需称量的试样,再称重(试样量应略多于本次实验总的需要量,如本次实验应称取 0.7 ~ 0.8g)。

将上述装有试样的称量瓶放在分析天平的称盘中央,调整砝码,读取称量值,记录数据 $W_1(g)$。

在砝码旋钮上减去需要称取的试样量,用纸条夹住称量瓶,放在小烧杯的上方,将称量瓶倾斜,瓶底略高于瓶口,用干净纸条包着称量瓶盖子的顶部,轻轻敲动瓶口上方使试样落入第一个已知质量为 W_0 的空烧杯中,注意不要使试样撒落到容器外。估计试样量接近所需试样重量时,将称量瓶慢慢竖起,用瓶盖敲动瓶口,使粘在瓶口上的试样落入称量瓶或小烧杯中。再将称量瓶放入分析天平秤盘中,调整砝码,半开升降枢钮,观察显示屏标尺偏移趋势,如果向正方向偏移,说明倒出的样品量偏少,应再重复前面的操作,直至符合要求。在记录本上记录读数 $W_2(g)$。前后两次称量的重量之差 $W_1 - W_2(g)$ 即为倒出试样的质量。以同样方法再转移约 0.2 试样至第二个已知质量为 W_0^* 的小烧杯中。

(3)分别准确称量两个已转移有试样的小烧杯,记录质量为 $W_5(g)$、$W_6(g)$。关好天平门,砝码指数盘旋至"零"位,各部件恢复原位,关闭电源。

(4)登记:在分析天平使用登记本上登记日期、姓名、天平器号及使用情况。

五、注意事项

（1）分析天平是称量试样的精密仪器，必须严格按照规定的操作步骤进行称量练习，以免损坏仪器。

（2）升降枢钮是保护天平支点刀口的重要部件，必须学会正确使用。在天平上加减砝码或取放物品时，必须注意关闭升降枢钮。

（3）为了避免污染被称物品，操作时应戴手套或用纸条取放称量瓶。

六、数据处理

按下表记录减量称量和直接称量小烧杯的数据，计算两称量的绝对差值。

实验报告记录格式（分别用减量称量法、固定称量法称量试样 2 份，每份 0.2 ~ 0.4g）

测定次数		1	2
（称量瓶 + 试样）的质量	g	W_1	W_3
（称量瓶 + 剩余试样）的质量	g	W_2	W_4
倾出试样质量	g	$W_1 - W_2$	$W_3 - W_4$
（烧杯 + 试样）质量	g	W_5	W_6
空烧杯的质量	g	W_0	W_0^*
装入试样质量	g	$W_5 - W_0$	$W_6 - W_0^*$
｜差值｜	mg	$(W_1 - W_2) - (W_5 - W_0)$	$(W_3 - W_4) - (W_6 - W_0^*)$

七、思考题

（1）什么是天平的零点和停点？

（2）将物体或砝码从称盘上取下或放上去时，为什么必须把天平梁完全托住？

（3）在递减称量法称出样品的过程中，若称量瓶内的试样吸湿，对称量会造成什么误差？若试样称量后倾入烧杯内再吸湿，对称量结果是否有影响？为什么？

（4）在减量法称量中，零点为什么可以不参加计算？

第三章 重量分析法

一、重量分析基本操作

（一）沉淀

1. 沉淀的条件

样品溶液的浓度、pH 值，沉淀剂的浓度和用量，沉淀剂加入的速度，各种试剂加入的次序，沉淀时溶液的温度等条件要按实验操作步骤严格控制。

2. 加沉淀剂

将试样于烧杯中溶解并稀释成一定浓度，加试剂应沿烧杯内壁或沿玻璃棒加入，小心操作勿使溶液溅出损失。若需要缓缓加入沉淀剂时，可用滴管逐滴加入并搅拌。搅拌时勿使玻璃棒碰击烧杯壁或触击烧杯底以防碰破烧杯。若需在热溶液中进行沉淀，最好在水浴上加热，用煤气灯加热时要控制温度，防止溶液爆沸，以免溶液溅失。

3. 陈化

沉淀完毕，进行陈化时，将烧杯用表面皿盖好，防止灰尘落入，放置过夜或在石棉网上加热近沸 30 分钟至 1 小时。

4. 检查沉淀是否完全

沉淀完毕或陈化完毕后，沿烧杯内壁加入少量沉淀剂，若上层清液出现浑浊或沉淀，说明沉淀不完全，可补加适量沉淀剂使沉淀完全。

（二）过滤

1. 滤纸和漏斗的选择

要用定量滤纸，或无灰滤纸(灰分在 0.1mg 以下或重量已知)过滤。滤纸的大小和致密程度由沉淀量和沉淀的性质决定。定量滤纸有快速、中速、慢速三类，直径有 7cm、9cm 和 11cm 三种。微晶形沉淀多用 7cm 致密滤纸过滤，蓬松的胶状沉淀要用较大的疏松的滤纸过滤。

根据滤纸的大小选择合适的漏斗，放入的滤纸应比漏斗沿低约 1cm，不可高出漏斗。需要进行灼烧的无机化合物沉淀，要用长颈玻璃漏斗(图 3-1)过滤，对于不需灼烧的有机化合物沉淀，要用微孔玻璃漏斗或微孔玻璃坩埚减压过滤(图 3-2，图 3-3，图 3-4)。

2. 滤纸的折叠

先将滤纸沿直径方向对折成半圆，再根据漏斗度的大小折叠；若漏斗顶角恰为 60°，

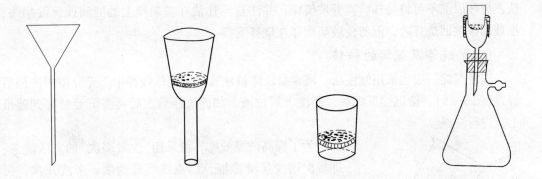

图3-1　长颈玻璃漏斗　　图3-2　微孔玻璃漏斗　　图3-3　微孔玻璃坩埚　　图3-4　抽滤装置

滤纸折成90°，展开即成圆锥状，其顶角亦成60°放入漏斗中，滤纸恰好贴紧漏斗内壁，无空隙，也不会使滤纸出现皱折。若漏斗角不是60°，则第二次使滤纸三层部分紧贴漏斗内壁，可将滤纸外层的上角撕下，并留做擦拭沉淀用。见图3-5、图3-6。

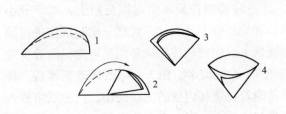

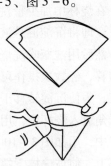

图3-5　滤纸的折叠方式示意图

图3-6　滤纸折叠及安放

3. 滤纸的安放

将折叠好的滤纸放在洁净的尽可能干燥的漏斗中，用手指按住滤纸，加蒸馏水至满，必要时用手指小心轻压滤纸，把留在滤纸与漏斗壁之间的气泡赶出，使滤纸紧贴漏斗并使水充满漏斗颈形成水柱，以增快滤过速度。

4. 过滤

将漏斗置漏斗架上，接受滤液的洁净烧杯放在漏斗下面，使漏斗颈下端在烧杯以下3~4cm处，并与烧杯内壁靠紧。

一般多采用"倾注法"过滤，即待沉淀降于烧杯底部，将上层清液小心倾入漏斗滤纸中，使清液先通过滤纸，尽可能不搅动沉淀，其操作如图3-7。

一手拿住玻璃棒，使与滤纸近于垂直，玻璃棒位于三层滤纸上方，但不要和滤纸接触。另一只手拿住盛沉淀的烧杯，烧杯嘴靠住玻璃棒，慢慢将烧杯倾斜，使上层清液沿着玻璃棒流入滤纸中，随着滤液的流注，漏斗中液体的体积增加，至滤液达到滤纸高度的三分之二处，停止倾注，切勿注满滤纸。停止倾注时，可沿玻璃棒将烧杯嘴往上提一小段，扶正烧杯，在未

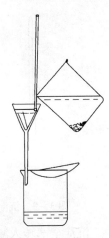

图3-7　倾注法过滤

扶正烧杯以前不可将烧杯嘴离开玻璃棒，并注意不让沾在玻璃棒上的液滴或沉淀损失，把玻璃棒放回烧杯内，但勿使玻璃棒靠在烧杯嘴部。

（三）洗涤及沉淀的转移

洗涤沉淀一般也采用倾注法。将少量洗涤液注入盛沉淀的烧杯中，充分搅拌洗涤后静置（图3-8），待沉淀下沉后，倾注上层清液，如此洗涤数次后再将沉淀转移到滤纸上，进行洗涤。

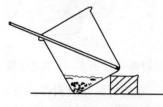

为了提高洗涤效率，可采用"少量多次"的方法洗涤，即每次用少量洗涤液，以淹没沉淀为度，多洗几次，可得到良好的洗涤效果，同样量的洗涤液分多次洗涤比分少次洗涤效果高，这种方法称为"少量多次"洗涤原则。

图3-8　静置沉淀

经过几次倾注洗涤后，进行沉淀的定量转移，即将沉淀全部转移到滤纸上，进行最后的洗涤。

在烧杯中加少量洗涤液，其量应不超过滤纸体积的2/3，用玻璃棒将沉淀充分搅起，立即将沉淀混悬液一次倾入滤纸中，这一转移操作最易引起沉淀损失，要十分小心。然后用洗瓶吹洗烧杯内壁，冲下玻璃棒和烧杯壁上的沉淀，再充分搅起沉淀进行倾注转移，经数次操作可将沉淀全部转移到滤纸上。但玻璃棒和烧杯内壁可能仍附着少量沉淀，为使沉淀转移干净，可用撕下的滤纸角（或沉淀帚，图3-9）擦拭玻璃棒后，将滤纸角放入烧杯中，用玻璃棒推动滤纸角使附着在烧杯内壁的沉淀松动，把滤纸角放入漏斗中，用如图3-10所示方法将沉淀转移到滤纸中。用左手拿住烧杯，玻璃棒横放在烧杯上，使玻璃棒下端靠在烧杯嘴的凹部略伸出一些，以食指按住玻璃棒，烧杯嘴向着漏斗倾斜，玻璃棒下端指向滤纸三层部分，右手持洗瓶（无洗瓶可用滴管），用流出的液流冲洗烧杯内壁，这时烧杯内残存的沉淀便随液流沿玻璃棒流入滤纸中，注意不要使洗涤液过多以防超过滤纸高度，造成沉淀的损失。

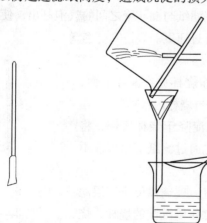
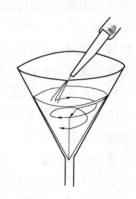

图3-9　沉淀帚　　　图3-10　沉淀转移操作　　　图3-11　在滤纸上洗涤沉淀

沉淀全部转入漏斗后，在滤纸上进行最后洗涤，以除尽全部杂质（图3-11）。用洗瓶吹出的液流冲洗沉淀。并使沉淀集中于滤纸锥体最下部，再吹入洗涤液，每次都要沥尽方可吹入第二次洗涤液，这样经过多次洗涤（一般10次左右），直至检查无杂质为止。

（四）沉淀的干燥与灼烧

1. 坩埚的准备

将坩埚洗净拭干后用架盘天平称粗重。坩埚可用高温炉或煤气灯灼烧至恒重。但灼烧空坩埚的条件应与灼烧沉淀的条件一致。

用煤气灯灼烧时，将坩埚放在泥三角上（图3-12），用氧化焰加热。先用小火预热坩埚，再加大火焰灼烧，一般从红热开始约经30分钟撤火，待红热退去后1~2分钟，用坩埚钳将在火焰上微热的坩埚夹住，放在干燥器中，移天平室冷却至室温称量。坩埚钳嘴要保持洁净，用后将弯嘴向上放在台面上（图3-13），嘴不可向下放。

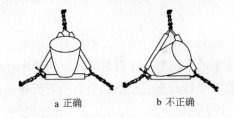
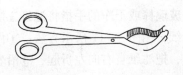

图3-12 坩埚在泥三角上的位置　　　　图3-13 坩埚钳的放置

将热坩埚放入干燥器中，要用手握住干燥器盖，不时地将盖微微推开，以放出热空气，然后再盖好干燥器。

坩埚冷却一定时间后进行称量。可先放好预称粗重的砝码于天平盘上，慢慢推开干燥器盖，用坩埚钳夹取坩埚，放于天平盘上称量，记录所称坩埚的重量。再按同法加热灼烧，放置，称量。若两次称量之差不超过规定值（一般±0.3mg）为恒重，以轻者为恒重坩埚的重量。

2. 干燥器的使用

干燥器是一种保持物品干燥的玻璃器皿（图3-14），内盛干燥剂，使物品不受外界水分的影响，常用于放置坩埚或称量瓶等。干燥器内有一带孔的白瓷板，瓷板下面放干燥剂，但不要放得太多，否则会沾污放在瓷板上的物品。

干燥器盖边的磨砂部分应涂上一层薄薄的凡士林，这样可以使盖子密合而不漏气。由于涂有凡士林，开启干燥器时，应同时用拇指按住其盖，以防滑落而打碎。

干燥剂的种类很多，有无水氯化钙、变色硅胶、无色硅胶、无水硫酸钙、高氯酸镁等，浓硫酸浸润的浮石，也是较好的干燥

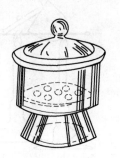

图3-14 干燥器

剂。各种干燥剂都具有一定的蒸气压，因此在干燥器内并非绝对干燥，只是湿度较低而已。

搬动干燥器时，要用双手拿稳并紧紧握住盖子（图3-15），打开盖子时（图3-16），用左手抵住干燥器身，右手把盖子往后拉或往前推开，一般不应完全打开，只开到能放入器皿为度。关闭时将盖子往前推或往后拉使其密合。不要将打开的盖子放在别的地方。

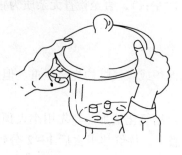

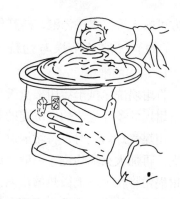

图 3 – 15　搬移干燥器的方法　　　　　　　　　图 3 – 16　打开干燥器的方法

3. 沉淀的包裹

用玻璃棒或干净的手指将滤纸三层部分掀起，把滤纸连同沉淀从漏斗中取出，然后打开滤纸，用图 3 – 17 所示方法：①保持滤纸的半圆形；②沿右端相距约为半径的三分之一处，把滤纸自右向左折起；③沿着与直径平行的直线把滤纸上边向下折起来；④最后自右向左将整个滤纸卷成小包。如图 3 – 17 所示。

还有一种折包方法：将滤纸取出，保持其圆锥形，从上往下将圆锥敞开部分封折，再将左右两边向里折起，尖端向下（有沉淀的锥顶）放在坩埚里。

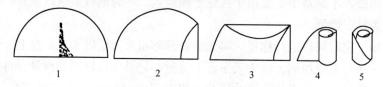

图 3 – 17　沉淀的包裹

4. 沉淀的干燥

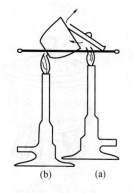

包好的沉淀可在恒温箱中干燥，也可用煤气灯加热烤干。将包好的沉淀放入已恒重的坩埚里，滤纸三层部分朝上，有沉淀的单层部分朝下，坩埚斜放在泥三角上（图 3 – 18），坩埚盖半掩坩埚口，在坩埚盖下部用小火焰烘烤，借热空气流将滤纸和沉淀迅速烘干。

5. 沉淀的炭化和灰化

沉淀烘干后，将火焰移向坩埚底部，小火加热至滤纸逐渐变为炭黑。若火焰温度过高，滤纸可能燃着，此时应立即移去火焰，加盖密闭坩埚火即灭，切勿用嘴吹熄，以防沉淀散失。

图 3 – 18　沉淀在坩埚中
的干燥和炭化

滤纸全部炭化后，可加大火焰，并不时用坩埚钳旋转坩埚至炭黑全部灰化为止。

6. 沉淀的灼烧

灰化后将坩埚竖直，加大火焰，灼烧一定时间，如 $BaSO_4$ 15 分钟，Al_2O_3 约 30 分钟，但无严格规定。灰化灼烧的目的是除去沉淀中的挥发性杂质和将沉淀形式转变成称量形式。灼烧一般不用加盖，灼烧后待红热退去后约 1~2 分钟，放入干燥器中，移天平室冷却一定时间，一般约 30 分钟，称量并记录重量。再按上法重复操作一次，但在干燥器中放置时间应与第一次放置时间一致，称量时可先将第一次称量时的砝码重放好，再放坩埚，迅速称量，观察停点，记录重量，两次重量之差不超过规定重量为恒重。

若用高温炉灼烧时，要用特制的长柄坩埚钳将坩埚放入高温炉内，并加盖，防止污物落入坩埚。恒温加热一定时间后，先将电源关闭，然后打开炉门，将坩埚移至炉口附近，放置片刻，再取出置干燥器中，移天平室冷却至室温，恒温称量。

二、重量分析实验

实验二　葡萄糖干燥失重的测定

一、目的要求

1. 通过本实验进一步巩固分析天平的称量操作。
2. 掌握干燥失重的测定方法。
3. 明确恒重的意义。

二、实验原理

应用挥发重量法，将试样加热，使其中水分及挥发性物质逸去，再称出试样减失后的质量。

三、仪器与试剂

1. 仪器
分析天平、扁称量瓶、干燥器。
2. 试样
葡萄糖试样。

四、实验内容与步骤

1. 称量瓶的干燥恒重
将洗净的扁称量瓶置恒温干燥器中，打开瓶盖并放于称量瓶旁，于 105℃进行干燥，取出称量瓶，加盖，置于普通干燥器中冷却(约 30 分钟)至室温，精密称定质量至恒重。
2. 试样干燥失重的测定
混合均匀的试样 1g(若试样结晶较大，应先迅速捣碎使成 2mm 以下的颗粒)，平铺于已恒重的称量瓶中，厚度不可超过 5mm，加盖，精密称定质量。置干燥箱中，开瓶盖，逐渐升温，并于105℃干燥，直至恒重。平行测定三次。

五、注意事项

1. 试样在干燥器中冷却时间每次应相同。

2. 称量应迅速，以免干燥的试样或器皿在空气中露置久后吸潮而不易达恒重。

3. 葡萄糖受热温度较高时可能融化于吸湿水及结晶水中，因此测定本品干燥失重时，宜先于较低温度(60℃左右)干燥一段时间，使大部分水分挥发后再在105℃下干燥至恒重。

六、数据处理

根据试样干燥前后的质量，按下式计算试样的干燥失重：

$$葡萄糖干燥失重(\%) = \frac{S - W}{S} \times 100\%$$

S：干燥前试样的质量(g)

W：干燥后试样的质量(g)

表3-1   实验报告记录格式

平行测定次数		1	2	3
称量瓶质量	g			
(试样＋称量瓶)质量	g			
试样的质量	g			
(干燥试样＋称量瓶)质量	g			
葡萄糖干燥失重	%			
相对平均偏差				

七、思考题

1. 什么叫干燥失重？加热干燥适宜于哪些药物的测定？

2. 什么叫恒重？影响恒重的因素有哪些？恒重时，几次称量数据哪一次为真实的质量？

实验三   盐酸黄连素的含量测定

一、目的要求

1. 了解重量法晶形沉淀的条件。

2. 了解重量法的基本操作。

二、实验原理

盐酸黄连素为季胺型小檗碱的盐酸盐($M_{C_{20}H_{18}O_4NCl \cdot 2H_2O} = 407.58 \text{g/mol}$)，它在冷水中

微溶，在热水中易溶。在酸性条件下，以三硝基苯酚为沉淀剂，可形成苦味酸小檗碱沉淀（$M_{C_{20}H_{17}O_4N \cdot C_6H_3O_7N_3} = 564.56\text{g/mol}$）。

$$C_{20}H_{18}O_4N \cdot Cl + C_6H_3O_7N_3 \Longleftrightarrow C_{20}H_{17}O_4N \cdot C_6H_3O_7N_3 \downarrow + HCl$$

经过滤、洗涤、干燥后测定其质量，即可计算 $C_{20}H_{18}O_4N \cdot Cl$ 的含量。

三、仪器与试剂

1. 仪器

分析天平、烘箱、称量瓶、4 号垂熔玻璃漏斗、洗瓶、250mL 烧杯 2 只。

2. 试剂与试样

盐酸（AR）、三硝基苯酚（AR）、盐酸黄连素试样。

3. 试液

0.1mol/L 盐酸溶液：取盐酸约 9mL，加水适量使成 1000mL，摇匀即成。

三硝基苯酚试液：三硝基苯酚的饱和水溶液。

三硝基苯酚黄连素饱和溶液：制备纯净的三硝基苯酚黄连素沉淀，用蒸馏水制成饱和溶液。

四、实验内容与步骤

取试样约 0.2g，精密称定，置 250mL 烧杯中，加热蒸馏水 100mL 使溶解，加 0.1mol/L 盐酸溶液 10mL，立即缓缓加入三硝基苯酚饱和溶液 30mL，置水浴上加热 15 分钟，静置 2 小时以上，用已于 100℃ 干燥至恒重的 4 号垂熔玻璃漏斗过滤，沉淀用三硝基苯酚黄连素的饱和水溶液洗涤，然后用水洗涤 3 次，每次 15mL，于 100℃ 干燥至恒重，精密称定。平行测定两次。

五、数据处理

根据三硝基苯酚黄连素称量形式的质量，按下式计算盐酸黄连素的含量：

$$C_{20}H_{18}O_4N \cdot Cl\% = \frac{W \times 0.6587}{S} \times 100\%$$

W：称量形式的质量（g）

S：试样的质量（g）

0.6587：换算因数

表 3 - 2 实验报告记录格式

平行测定次数	1	2
（称量瓶 + 试样）质量	g	
（称量瓶 + 剩余试样）质量	g	
试样质量	g	

平行测定次数		1	2
空漏斗质量	g		
（漏斗＋沉淀）质量	g		
称量形式质量	g		
盐酸黄连素的含量	%		
相对偏差			

六、思考题

1. 根据什么决定试样应称取的克数？是否需要正好0.2g？
2. 0.1mol/L HCl溶液的作用是什么？
3. 为什么要在热溶液中缓缓加入沉淀剂？
4. 如何检查沉淀是否完全？
5. 用什么洗涤方法洗涤效果好？
6. 干燥后为何在干燥器中冷至室温？冷却时间过长或过短有何缺点？
7. 0.6587是如何计算得来的？

实验四　生药灰分的测定

一、目的要求

1. 掌握挥发重量法测定生药灰分的方法。
2. 学习使用高温炉。

二、实验原理

应用挥发重量法，将试样置于高温炉下炽灼，使其完全炭化，并进而灰化，根据残渣质量计算试样中灰分的含量。

三、仪器与试样

1. 仪器
分析天平、高温电炉、瓷坩埚、坩埚钳。
2. 试样
中药试样。

四、实验内容与步骤

取试样粉末（已通过2号筛）2~3g，置炽灼至恒重的坩埚中，精密称定。低温缓缓炽灼，注意避免燃烧，至完全炭化时，逐渐升高温度，于450℃~550℃炽灼1小时，放冷，称重。重复炽灼，直至恒重。平行测定三次。

五、数据处理

根据残渣质量计算试样中灰分的百分含量：

$$灰分(\%) = \frac{W}{S} \times 100\%$$

S：试样的质量(g)

W：灰分的质量(g)

表3－3　实验报告记录格式

平行测定次数		1	2	3
空坩埚质量	g			
（试样＋坩埚）质量	g			
试样质量	g			
（灼烧后试样＋坩埚）质量	g			
灰分含量	%			
相对平均偏差				

六、思考题

1. 生药灰分的测定与干燥失重的测定有何异同？
2. 为什么在炭化时要先在低温下缓缓炽灼，避免燃烧？

实验五　芒硝中硫酸钠的含量测定

一、目的要求

1. 测定芒硝中硫酸钠的含量。
2. 掌握沉淀、过滤、洗涤及灼烧等重量分析的基本操作技术及其计算方法。
3. 加深对晶形沉淀的沉淀理论和条件的理解。
4. 掌握递减称量法的称样方法。

二、实验原理

以氯化钡作沉淀剂与硫酸钠在酸性溶液中生成难溶的硫酸钡细晶形沉淀，经过滤、干燥、灼烧后测定其质量，从而计算硫酸钠含量。

三、仪器与试剂

1. 仪器

分析天平、高温炉、瓷坩埚、坩埚钳、漏斗架、水浴锅、称量瓶、烧杯、量筒、长颈玻璃漏斗、中速无灰滤纸、玻璃棒、洗瓶。

2. 试剂与试样

芒硝试样、二水氯化钡、硝酸银、盐酸、硝酸(均为 AR)。

3. 试液

5% $BaCl_2 \cdot 2H_2O$ 溶液：称 5g $BaCl_2 \cdot 2H_2O$ 溶于 95g 纯水中。

2mol/L HCl 溶液。

6mol/L HNO_3 溶液。

0.1mol/L $AgNO_3$ 溶液。

四、实验内容与步骤

取试样约 0.4g，精密称定，置于 300mL 烧杯中，加蒸馏水 200mL 溶解后加 2mol/L HCl 溶液 2mL 加热近沸，在不断搅拌下缓慢加入 5% $BaCl_2 \cdot 2H_2O$ 溶液(1 秒钟约 1 滴)，直到不再发生沉淀(约 20mL)，置水浴上加热 30 分钟，静置 1 小时(陈化)，用无灰滤纸过滤或称定重量的古氏坩埚滤过，过滤时先将沉淀上层清液倾注在滤纸上，再分次用蒸馏水洗涤沉淀，按上述倾注法过滤数次后将沉淀转移在滤纸上，再用蒸馏水洗沉淀直至洗液不再显现 Cl^- 反应(用 $AgNO_3$ 的稀硝酸溶液检查)。待沉淀干燥后转入恒重坩埚中灰化、炽灼至恒重，精密称定。与 0.6086 相乘，即得供试品中含硫酸钠(Na_2SO_4)的重量。

本品按干燥品计算，含硫酸钠(Na_2SO_4)不得少于 99.0%。

五、注意事项

(1) 试样中若有水不溶残渣，应将其过滤并用稀盐酸洗涤数次，再用纯水洗至不含 Cl^- 为止。

(2) 若试样中含有 Fe^{3+} 等干扰离子，可在加氯化钡之前加入少量 EDTA 溶液掩蔽。

(3) 为了控制晶形沉淀的条件，除试液应稀释加热外，沉淀剂氯化钡也可事先加水适当稀释并加热。

(4) 检查试液中有无氯离子的方法：用小试管收集 1~2mL 滤液，加入 1 滴 6mol/L 硝酸酸化，再加入 2 滴 0.1mol/L 硝酸银溶液，无白色浑浊产生，表示氯离子已洗净。

(5) 坩埚放入高温电炉前，应用滤纸吸去其底部及周围的水，以免坩埚骤热而炸裂。沉淀灼烧时，若空气不足，则硫酸钡容易被滤纸的碳还原为硫化钡，使结果偏低，遇此情况可将沉淀用浓硫酸润湿，缓慢升温，使其重新转变为硫酸钡。

六、数据处理

根据灼烧沉淀的质量，按下式计算芒硝中硫酸钠的含量

$$Na_2SO_4\% = \frac{W}{S} \times \frac{M_{Na_2SO_4}}{M_{BaSO_4}} \times 100\%$$

$$M_{Na_2SO_4} = 142.0 \text{g/mol}, \quad M_{BaSO_4} = 233.4 \text{g/mol}$$

S：试样的质量（g）

W：硫酸钡称量形式的质量（g）

表 3 – 4　实验报告记录格式

平行测定次数		1	2
（称量瓶＋试样）质量	g		
（称量瓶＋剩余试样）质量	g		
试样的质量	g		
空坩埚质量	g		
（坩埚＋硫酸钡）质量	g		
硫酸钡称量形式质量	g		
Na_2SO_4 的含量	%		
相对偏差			

七、思考题

1. HCl 溶液的作用是什么？

2. 为什么要煮至近沸并不断搅拌下缓缓加入氯化钡沉淀剂来沉淀 Na_2SO_4？

3. 为什么要陈化？何谓陈化？

第四章
滴定分析基本操作

实验六   滴定分析基本操作练习

一、目的要求

1. 掌握容量仪器的洗涤方法。
2. 掌握滴定管、移液管、量瓶的基本操作。
3. 学习滴定终点的观察方法。

二、实验原理

滴定分析包括酸碱滴定、配合滴定、氧化还原滴定等分析方法，本实验通过以酸碱滴定为例，来练习滴定分析的基本操作，为以后的滴定分析打下实验基础。

三、仪器和试剂

1. 仪器

酸式滴定管(50mL)，碱式滴定管(50mL)，量瓶(250mL)，锥形瓶(250mL)，移液管(25mL)，刻度吸量管(10mL)

2. 试剂

硫酸铜(CP)，HCl溶液(0.1mol/L)，NaOH溶液(0.1mol/L)，甲基橙指示剂，甲基红指示剂，溴甲酚绿-甲基红混合指示剂，铬酸洗液。

四、实验内容与步骤

1. 量瓶使用练习

称取硫酸铜约0.1g，置小烧杯中，加水约20mL，搅拌溶解后，转移至250mL量瓶中，稀释至刻度，摇匀。

2. 移液管使用练习

用移液管精密量取上述$CuSO_4$溶液25mL于锥形瓶中，移取3~6份，直至熟练。

3. 滴定操作及终点判定练习

滴定管的洗涤及使用见第一章。

(1) 用刻度吸量管精密量取0.1mol/L NaOH溶液10mL于锥形瓶中，加水20mL，加甲基橙指示液1滴，摇匀。取50mL酸式滴定管1支，将其旋塞涂以凡士林，检查不漏液并洗净后，用所配制的 0.1mol/L HCl 溶液将滴定管润洗 3 次（每次使用约 10mL），再将 0.1mol/L HCl 溶液直接由试剂瓶倒入管内至刻度 0 以上，排除出口管内气泡，调节管内液面至 0.00mL。用 0.1mol/L HCl 溶液滴定至溶液由黄色变为橙色，即为终点。再于锥形瓶中加入 0.1mol/L NaOH 溶液数滴，再滴定至终点，反复练习，直至熟练，注意掌握滴加 1 滴、半滴的操作。

（2）用刻度吸量管精密量取 0.1mol/L HCl 溶液 10mL 于锥形瓶中，加水 20mL，加酚酞指示液 2 滴，摇匀。取 50mL 碱式滴定管 1 支，经安装橡皮管和玻璃珠，检查不漏液并洗净后，用所配制的 0.1mol/L NaOH 溶液将滴定管润洗 3 次（每次使用约 10mL），再将 0.1mol/L NaOH 溶液直接由试剂瓶倒入管内至刻度 0 以上，排除橡皮管和出口管内气泡，调节管内液面至 0.00mL。用 0.1mol/L NaOH 溶液滴定至溶液由无色变为淡粉红色，即为终点。再于锥形瓶中加入 0.1mol/L HCl 溶液数滴，再滴定至终点，反复练习，直至掌握。

五、注意事项

1. 铬酸洗液千万不可洒在手上及衣物上。用过的洗液仍倒入原贮液瓶中，可继续使用直至变成绿色失效。千万不可直接倒入水池。铬酸洗液的配制方法见附录七。

2. 滴定管、移液管和量瓶是带有刻度的精密玻璃量器，不能用直火加热或放入干燥箱中烘干，也不能装热溶液，以免影响测量的准确度。

六、思考题

1. 使用移液管、刻度吸量管应注意什么？留在管内的最后一点溶液是否吹出？

2. 要达到精密量取的要求，除了用移液管、刻度吸量管外，还可选用什么容量器皿？

实验七　容量分析器皿的校准

一、目的要求

1. 初步掌握滴定管、容量瓶、移液管的使用方法。

2. 了解容量器皿的误差。

3. 掌握容量器皿的校准方法。

二、实验原理

滴定分析误差的来源之一是容量器皿（以下简称器皿）的体积测量误差。根据滴定分析允许的误差的大小，通常要求所用容量器皿进行溶液体积测量的误差在 0.1% 左右。然而，我们使用的大多数器皿，由于种种原因，如不同的商品等级（见表 4-3、表

4-4、表4-5和表4-6），温度的变化，长期使用过程中试剂的侵蚀等，使得大多数器皿的实际容积与它所标示的容积之差往往超出允许的误差范围。因此，为提高滴定分析的准确度，尤其是在对准确度要求较高的场合，必须对器皿进行校准。

1. 绝对校准

绝对校准需要测定器皿的实际容积。采用称量法，即称量器皿容纳或放出的纯水的质量，然后将称得的水的质量除以该温度下水的校正密度 d_t'（d_t' 表示温度为 t℃时 1mL 纯水在空气中用黄铜砝码称得的质量克数）即得到实际容积。

例如，在25℃校准滴定管时，称得由滴定管放出的水质量为19.82g，那么它的实际容积应为：

$$\frac{19.82}{0.9961} = 19.90(\mathrm{mL})$$

滴定管、移液管和容量瓶均可应用表4-1按此法校准。

2. 相对校准

当要求两种器皿按一定比例配套使用时，可采用此法校准。例如100mL容量瓶与25mL移液管的体积比应为4:1。至于它们各自的绝对容积并不重要。

3. 体积的温度校正

容量器皿经校准，其容积是以20℃为标准。当实际使用时溶液温度不是20℃，所量取的溶液的体积将发生改变。由于玻璃的膨胀系数极小，在温度变化不太大时可以忽略，体积的改变是由于溶液的密度的改变所致。在要求较高的分析中亦要进行校正。

例如，10℃时量取1000mL水，在20℃时的体积计算如下？

查表4-1知1000mL水在10℃时其质量为998.39g，在20℃时 $d_t' = 0.99715(\mathrm{g/cm^3})$。故

$$20℃时的体积 = \frac{998.39}{0.99715} = 1001.2(\mathrm{mL})$$

结果表明，在10℃使用时，每1000mL水的校正值为 +1.2mL。

三、仪器

分析天平，普通温度计(0℃～50℃或0℃～100℃，公用)，50mL酸式、碱式滴定管各一支，容量瓶(250mL)一个，移液管(25mL)一支，锥形瓶(50mL具有玻璃磨口塞或橡皮塞)一个。

四、实验内容与步骤

(一) 滴定管的使用

1. 清洗酸式和碱式滴定管各一支。

2. 练习并掌握酸式滴定管玻璃塞涂脂方法和滴定管内气泡的消除方法。

表4-1 不同温度下的 d_t' 值

（ d_t' ＝温度为 $t℃$ 的 $1mL$ 纯水在空气中用黄铜砝码称得的重量）

温度(℃)	$d_t'(g/cm^3)$	温度(℃)	$d_t'(g/cm^3)$
5	0.99853	18	0.99749
6	0.99853	19	0.99733
7	0.99852	20	0.99715
8	0.99849	21	0.99695
9	0.99845	22	0.99676
10	0.99839	23	0.99655
11	0.99833	24	0.99634
12	0.99824	25	0.99612
13	0.99815	26	0.99588
14	0.99804	27	0.99566
15	0.99792	28	0.99539
17	0.99764	30	0.99485

表4-2 滴定管校正记录表［水温：21℃，$d_t'=0.997(g/cm^3)$］

滴定管读数 （mL）	读取容积 （mL）	瓶加水重 （g）	水重 （g）	真实容积 $\dfrac{水重}{d_t}$	总校正数 （$V_真-V_读$）

表4-3 容量瓶的允许误差（mL）

	10mL	25mL	50mL	100mL	250mL	500mL	1000mL	2000mL
一等	±0.02	±0.03	±0.05	±0.10	±0.10	±0.15	±0.30	±0.50
二等	—	±0.06	±0.10	±0.20	±0.20	±0.30	±0.60	±1.00

表4-4 移液管的允许误差（mL）

	1mL	2mL	5mL	10mL	20mL	25mL	50mL	100mL
一等	±0.006	±0.006	±0.01	±0.02	±0.03	±0.04	±0.05	±0.08
二等	±0.015	±0.015	±0.02	±0.04	±0.06	±0.10	±0.12	±0.16

表4-5 刻度吸管的允许误差（mL）

	1mL	2mL	5mL	10mL	25mL	50mL
一等	±0.01	±0.01	±0.02	±0.03	±0.05	±0.08
二等	±0.02	±0.02	±0.04	±0.06	±0.10	±0.16

表4-6 滴定管的允许误差（mL）

	5mL	10mL	25mL	50mL	100mL
一等	±0.01	±0.02	±0.03	±0.05	±0.10
二等	±0.03	±0.04	±0.06	±0.10	±0.20

3. 练习并初步掌握酸式和碱式滴定管的滴定操作以及控制液滴大小和滴定速度的方法。

4. 练习并掌握滴定管的正确读数方法。

（二）滴定管的校准

将蒸馏水装入已洗净的滴定管中，调节零刻度。同时，测定所用水的温度。

取一个干燥的 50mL 锥形瓶，放在分析天平上称量（准确到 0.01g），然后从滴定管中放 5mL 蒸馏水至锥形瓶中，1 分钟后准确读取其容积（精确到小数第 2 位）。于同一架分析天平称锥形瓶加水的重量。然后再放入 5mL 蒸馏水，读取容积，称量。如此反复进行直至滴定管读数为 50.00mL。对于总容积较小的滴定管，每次放出的蒸馏水的体积可相应小些，如 1mL 或 2mL，甚至更小，将结果按表 4 - 2 的方式表示。

按上述步骤重复校准一次，二次校准值之差应≤0.02mL。

（三）移液管和容量瓶的使用和相对校准

1. 移液管和容量瓶的使用

洗净一支 25mL 移液管，认真、多次练习移液管的使用方法。

2. 移液管和容量瓶的相对校准

用 25mL 移液管移取蒸馏水于洗净并干燥的 250mL 容量瓶中，放出溶液时移液管保持垂直，管子尖端靠紧瓶口内壁，让水自然流下，勿吹。水流完后等 15 秒，再将移液管拿开。如此反复进行到第十次后，观察瓶颈处水的弯月面是否刚好与标线相切，若不相切，则可根据液面最低点，在瓶颈另作一记号。经相互校准后，此容量瓶与移液管可配套使用。

移液管若需要进行容积绝对校准，可仿照滴定管校准的方法进行。容量瓶的绝对校准，可先将容量瓶洗净晾干，称重，然后装入蒸馏水到刻线，再称量，同时测定其水温。由瓶内水的质量除以 d_t' 值即可求出真实容积。

五、思考题

1. 滴定管是否洗净，应该怎样检查，使用未洗净的滴定管对滴定有什么影响？

2. 酸式滴定管的玻璃塞应怎样涂脂？为什么要这样涂？

3. 滴定管中存在气泡对滴定有什么影响？应怎样除去？

4. 进行容量器皿校准时，应注意哪些问题？

5. 校正滴定管时，为什么锥形瓶和水的重量只需准确到 0.01g？

6. 在同一个滴定分析中为什么要用同一支滴定管或移液管？为什么滴定时每次都应从零刻度或零刻度以下附近开始？

7. 滴定管放纯水于称量用锥形瓶中时应注意些什么？

8. 移液管的操作要领是什么？为何液体要垂直流下？为什么放完液体后要停一定的时间？最后留在管尖上的液体应如何处理？

9. 称量用的锥形瓶为什么要用"具塞"型的？

第五章
酸 碱 滴 定 法

实验八　氢氧化钠标准溶液(0.1mol/L)的配制与标定

一、目的要求

1. 练习滴定操作，初步掌握准确地确定终点的方法。
2. 熟悉氢氧化钠标准溶液的配制与标定。
3. 熟悉酚酞指示剂的使用和终点的变化，初步掌握酸碱指示剂的选择方法。

二、实验原理

酸碱确定中，通常将 NaOH 标准溶液作为滴定剂。由于 NaOH 易吸收空气中的水和二氧化碳，因此不宜用直接法配制，而采用先配制成近似浓度的溶液，然后用基准物质标定其准确浓度，也可用另一已知准确浓度的标准溶液滴定该溶液，再根据它们的体积比求出该溶液的浓度。

三、仪器与试剂

1. 仪器

分析天平、台秤。

量筒、烧杯、试剂瓶、锥形瓶、酸式滴定管、移液管。

2. 试剂

氢氧化钠(AR)、酚酞指示剂。

3. 试液

酚酞指示剂：0.2g 酚酞溶于100g 乙醇中。

四、实验内容与步骤

1. 0.1mol/L NaOH 溶液的配制

用玻璃烧杯在台秤上迅速称取固体 NaOH 2g，立即用蒸馏水 500mL 溶解，贮存于具橡皮塞的细口试剂瓶中，充分摇匀。

如所配制的 NaOH 溶液不允许有 CO_3^{2-} 存在，最常用的方法是先配成 50% 浓度的 NaOH 液。在这种溶液中 Na_2CO_3 的溶解度很小，待 Na_2CO_3 结晶析出下沉后，吸取上层澄清溶液，加已煮沸过的蒸馏水稀释至所需要的浓度。

2. 0. 1mol/L NaOH 溶液的标定

取在 105℃ 干燥至恒重的基准邻苯二甲酸氢钾约 0. 6g，精密称定，加新沸过的冷水 50mL，振摇，使其尽量溶解；加酚酞指示剂 2 滴，用 NaOH 溶液滴定；在接近终点时，应使邻苯二甲酸氢钾完全溶解，滴定至溶液显粉红色即为终点。计算 NaOH 溶液的浓度，四份测定的相对平均偏差应小于 0. 2%。

五、数据处理

表 5 - 1　实验报告记录格式

测 定 次 数		1	2	3	4
V_{NaOH}(终)	(mL)				
V_{NaOH}(初)	(mL)				
V_{NaOH}	(mL)				
相对平均偏差					

六、思考题

1. 滴定管在装入标准溶液前为什么要用此溶液淌洗 2 ~ 3 次？用于滴定的锥形瓶是否要干燥？要不要标准溶液淌洗？为什么？

2. 每次滴定完成后，为什么要将操作溶液加至滴定管零点附近，然后再进行下一次滴定？

实验九　苯甲酸的含量测定

一、目的要求

1. 掌握用酸碱滴定法测定苯甲酸的原理和操作。
2. 掌握酚酞作指示剂的滴定终点。

二、实验原理

苯甲酸的 $K_a = 6.3 \times 10^{-6}$，可用 NaOH 标准溶液直接滴定，酚酞作指示剂，计量点时，苯甲酸钠水解溶液呈微碱性使酚酞变红而指示终点。

三、仪器与试剂

1. 仪器

分析天平、台秤、称量瓶、烧杯、锥形瓶、量筒、碱式滴定管。

2. 试剂与试样

苯甲酸试样、酚酞指示剂、氢氧化钠（AR）。

3. 试液

0.2%酚酞乙醇指示剂、中性乙醇溶液（对酚酞显中性）。

四、实验内容与步骤

取苯甲酸约0.3g，精密称定，置250mL锥形瓶中，加中性乙醇溶液25mL溶解后加酚酞指示剂2～3滴，用0.1mol/L的NaOH标准溶液滴定至溶液显微红色为终点。平行测定三次。

五、数据处理

根据所消耗NaOH标准溶液的体积，按下式计算苯甲酸的含量：

$$C_7H_6O_2\% = \frac{C_{NaOH}V_{NaOH}M_{C_7H_6O_2}}{S \times 1000} \times 100\% \qquad (M_{C_7H_6O_2} = 122.11g/mol)$$

S：试样的质量（g）。

表5-2 实验报告记录格式

平行测定次数		1	2	3
（称量瓶＋试样）质量	g			
（称量瓶＋剩余试样）质量	g			
试样质量	g			
试样消耗标准溶液的体积（V_{NaOH}）	mL			
氢氧化钠标准溶液的浓度（C_{NaOH}）	mol/L			
苯甲酸的含量	%			
相对平均偏差				

六、思考题

1. 为什么苯甲酸要加中性乙醇溶解而不用水溶解？

2. 如果在称样过程中，苯甲酸倒出过多，重量已超过0.7g，问是否需要重称？为什么？

3. 如果NaOH标准溶液吸收了空气中的CO_2，对苯甲酸含量的测定有何影响？

4. 本实验用酚酞作指示剂，还可选什么指示剂指示终点？

实验十　白硇砂中氯化铵的含量测定

一、目的要求

1. 掌握甲醛法测定铵盐中铵态氮含量的原理和方法。

2. 了解大样的取样原则。

二、实验原理

矿物药白硇砂具有软坚消积化痰、散瘀消肿的功效。主要成分氯化铵的含量是衡量该矿物药的主要指标。氯化铵、硫酸铵、碳酸氢铵等铵盐中，除碳酸氢铵可用酸标准溶液直接滴定外，其他铵盐由于 NH_4^+ 是一种极弱酸（$K = 5.6 \times 10^{-10}$），不能用标准碱直接滴定，一般可用两种间接方法测定其铵盐中 NH_4^+ 的含量。

1. 蒸馏法

在试样中加入过量的碱，加热，把氨蒸馏出来，吸收于已知过量的酸标准溶液中，然后用碱标准溶液回滴过量的酸，以求出试样的氨含量。也有的是将蒸馏出的氨用硼酸溶液吸收，然后用酸标准溶液直接滴定求出氨含量。蒸馏法较准确，但是比较麻烦。

2. 甲醛法

铵盐与甲醛作用能定量地生成六次甲基四胺酸离子（$K_a = 7.1 \times 10^{-6}$）和定量的强酸，其反应如下：

$$4NH_4^+ + 6HCHO \Longleftrightarrow (CH_2)_6N_4H^+ + 6H_2O + 3H^+$$

六次甲基四胺酸离子

再以酚酞为指示剂，用氢氧化钠标准溶液滴定反应中生成的酸。

在上述反应中，$4mol\ NH_4^+$ 与甲醛作用生成 $3mol\ H^+$ 和 $1mol$ 六次甲基四胺酸离子，即：

$$1mol\ NH_4^+ \backsimeq 1mol\ 酸$$

三、仪器与试剂

1. 仪器

分析天平、台秤、称量瓶、烧杯、容量瓶（250mL）、移液管（25mL）、锥形瓶、碱式滴定管。

2. 试剂与试样

白硇砂试样、酚酞指示剂、氢氧化钠（AR）、40%甲醛溶液（AR）。

3. 试液

0.1mol/L NaOH 标准溶液、0.2%酚酞乙醇溶液、0.1%甲基红乙醇溶液。

四、实验内容与步骤

试液的制备：取白硇砂试样 1.5～2.0g，精密称定，置 100mL 烧杯中，加入少量水溶解。将溶液定量转移至 250mL 容量瓶中，用水稀释至刻度，塞上玻璃塞，摇匀。用 25mL 移液管吸取上述试液于 250mL 锥形瓶中，加入 5mL 40%的甲醛溶液，再加 2 滴酚酞指示剂，充分摇匀，静置 1 分钟后用 0.1mol/L NaOH 标准溶液滴定至粉红色终点，平行测定三次。

五、注意事项

1. 试液在加甲醛溶液前应加甲基红指示剂 1 滴，然后用 0.1mol/L NaOH 或 HCl 标准溶液滴定至溶液呈黄色以中和试液中原有的酸或碱性物质。

2. 40% 甲醛溶液使用前应用 0.1mol/L NaOH 溶液中和至酚酞指示剂呈粉红色。

六、数据处理

根据终点时所消耗 NaOH 标准溶液的体积，按下式计算白硇砂的 NH_4Cl 含量：

$$NH_4Cl\% = \frac{C_{NaOH} V_{NaOH} M_{NH_4Cl}}{S \times \frac{25}{250}} \times 100\% \qquad (M_{NH_4Cl} = 14.0067 g/mol)$$

S：试样的质量(g)。

七、思考题

1. 本法测定铵盐中的铵态氮时为什么不能用碱标准溶液直接进行滴定？
2. 本法加入甲醛的作用是什么？
3. 本法测定为什么要取大样分析？
4. 加入的甲醛溶液为什么预先要用氢氧化钠溶液中和，并以酚酞作指示剂？如果中和完全或者氢氧化钠溶液加入过量，对结果各有什么影响？
5. 什么叫定量转移？做到定量转移的关键是什么？

实验十一 食醋中总酸度的测定

一、实验目的

1. 掌握食醋中总酸度的测定原理和方法。
2. 熟练掌握滴定管、容量瓶、移液管的使用方法和滴定操作技术。
3. 比较不同指示剂对滴定结果的影响。
4. 掌握强碱滴定弱酸的滴定过程，突跃范围及指示剂的选择。

二、实验原理

食醋是混合酸，其主要成分是 HAc(有机弱酸，$K_a = 1.8 \times 10^{-5}$)，可以用 NaOH 标准溶液直接滴定。

HAc 与 NaOH 反应产物为强碱弱酸盐 NaAc，化学计量点时 pH≈8.7，滴定突跃在碱性范围内(如 0.1mol/L NaOH 滴定 0.1mol/L HAc 突跃范围为 pH 7.74 ~ 9.70)，在此若使用在酸性范围内变色的指示剂如甲基橙，将引起很大的滴定误差(该反应化学计量点时溶液呈弱碱性，酸性范围内变色的指示剂变色时，溶液呈弱酸性，则滴定不完全)。

因此在此应选择在碱性范围内变色的指示剂酚酞(8.0~9.6)，终点由无色至淡红色。因此可选用酚酞作指示剂，用 NaOH 标准溶液测定 HAc 含量。食醋中总酸度用 HAc 的含量来表示。

反应式：$HAc + NaOH = NaAc + H_2O$

化学计量点：$pH \approx 8.7$

指示剂：酚酞

计量关系：$n(HAc) = n(NaOH)$

三、仪器与试剂

1. 仪器

碱式滴定管、容量瓶(100mL)、移液管(25mL)、锥形瓶(250mL)、量筒(100mL)。

2. 试剂与试样

食醋样品、0.1mol/L NaOH 标准溶液 、酚酞指示剂(0.1%乙醇溶液)。

四、实验内容与步骤

1. 用配制且已标定好的 NaOH 溶液润洗洗涤好的碱式滴定管，然后装入 NaOH 溶液。

2. 准确移取 25.00mL 稀释后的食醋于 250mL 容量瓶中，以蒸馏水稀释至标线，摇匀。用移液管吸取上述试液 25.00mL 于锥形瓶中，加入 25mL H_2O，1~2 滴酚酞指示剂，摇匀，用已标定的 NaOH 标准溶液(0.1mol/L)滴定至淡红色，且在 30 秒内不褪色，即为终点。平行测定 3 次，同时做试剂空白，记录 NaOH 标准溶液的用量，按下式计算食醋中总酸量(g/100mL)。

$$W_{HAc}\%\,(W/V) = \frac{(CV)_{NaOH} \times M_{HAc}}{25 \times 1000} \times 100$$

3. 用甲基红作指示剂，用上法滴定，计算结果，比较两种指示剂结果之间的差别。

五、注意事项

1. 碱式滴定管要用 NaOH 溶液润洗，移液管移取食醋前要用食醋润洗，否则，都会由于原来仪器中蒸馏水的存在而使溶液的浓度降低，使结果偏大或偏小。

2. 锥形瓶不能用待测食醋润洗，如果润洗那等于增加了锥形瓶中待测食醋的总体积，则滴定时所需 NaOH 标准溶液的体积增大，导致计算出的食醋中酸的含量偏大。

3. 注意食醋取样后应立即将试剂瓶盖盖好，防止挥发。

4. 甲基红作指示剂时，注意观察终点颜色的变化。

六、思考题

1. 加入 25mL 蒸馏水的作用是什么？

2. 为什么使用酚酞作指示剂？

3. 为什么使用甲基红作指示剂，消耗的 NaOH 标准溶液的体积偏小？

实验十二 山楂中总有机酸的含量测定

一、目的要求

1. 掌握酸碱滴定法测定枸橼酸的原理和方法。
2. 进一步熟悉酚酞作指示剂滴定终点的判断。

二、实验原理

本实验采用酸碱滴定法测定山楂中总有机酸的含量。山楂中含有众多有机酸类成分，如枸橼酸、酒石酸、苹果酸、棕榈酸等。本法以枸橼酸（$C_6H_8O_7$）为测定计算对象，用氢氧化钠测定其总有机酸，可用酚酞作指示剂进行滴定，其反应方程式是：

$$\begin{array}{c} CH_2-COOH \\ | \\ HO-C-COOH \\ | \\ CH_2-COOH \end{array} + 3NaOH === \begin{array}{c} CH_2-COONa \\ | \\ HO-C-COONa \\ | \\ CH_2-COONa \end{array} + 3H_2O$$

三、仪器和试剂

1. 仪器

碱式滴定管（50mL），锥形瓶（250mL），量筒（100mL），万分之一分析天平。

2. 试剂与试样

山楂粉末，NaOH标准溶液（0.1mol/L），酚酞指示液。

四、实验内容与步骤

取本品细粉约1g，精密称定，精密加入水100mL，室温下浸泡4小时，时时振摇，滤过。精密量取续滤液25mL，加水50mL，加酚酞指示液2滴，用氢氧化钠滴定液（0.1mol/L）滴定至溶液由无色变为红色。（$M_{C_6H_8O_7}=192$）。

本品按干燥品计算，含有机酸以枸橼酸（$C_6H_8O_7$）计，不得少于5%。

$$W_{C_6H_8O_7}(\%) = \frac{(CV)_{NaOH} \times M_{C_6H_8O_7}}{m \times 3000} \times 100\%$$

五、注意事项

1. 在提取总有机酸时要将山楂粉充分浸泡，并振摇，以免提取不全，造成较大的误差。
2. 在滴定时，要注意滴定颜色的变化，在接近变色点时要放慢滴定速度。

六、思考题

1. 如果 NaOH 标准溶液在空气中放置过久，吸收部分 CO_2，对实验结果有什么影响？

2. 添加指示液的多少对实验结果是否有影响？

实验十三　盐酸标准溶液(0.1mol/L)的配制与标定

一、目的要求

1. 掌握标定盐酸溶液的原理和方法。
2. 掌握甲基红－溴甲酚绿混合指示剂滴定终点的判定。

二、实验原理

由于浓盐酸易挥发放出 HCl 气体，因此配制盐酸标准溶液需用间接配制法。

标定盐酸的基准物质常用无水碳酸钠和硼砂等，本实验采用无水碳酸钠作为基准物质，以甲基红－溴甲酚绿混合指示剂指示终点，终点时颜色由绿色变为暗紫色。滴定反应为：

$$2HCl + Na_2CO_3 =\!=\!= 2NaCl + H_2O + CO_2 \uparrow$$

三、仪器和试剂

1. 仪器

酸式滴定管、锥形瓶、量筒、试剂瓶、分析天平。

2. 试剂

盐酸(AR)、无水碳酸钠(基准试剂)、甲基红－溴甲酚绿混合指示剂(取 1% 甲基红乙醇溶液 20mL 与 0.2% 溴甲酚绿乙醇溶液 30mL 混合，摇匀)。

四、实验内容与步骤

1. 0.1mol/L 盐酸溶液的配制

用 10mL 量筒取盐酸 4.5mL，置于试剂瓶中，加水稀释至 500mL，振摇混匀。

2. HCl 溶液(0.1mol/L)的标定

精密称取在 270℃ ~300℃ 干燥至恒重的基准无水碳酸钠约 0.15g，置锥形瓶中，加水 50mL 使溶解，加甲基红－溴甲酚绿混合指示液 10 滴。用 0.1mol/L HCl 溶液滴定至由绿色变为紫红色时，煮沸 2 分钟，冷却至室温，继续滴定至溶液由绿色变为暗紫色，即为终点。按下式计算盐酸标准溶液的浓度($M_{Na_2CO_3} = 105.99$)。

$$C_{HCl} = \frac{m_{Na_2CO_3} \times 2000}{V_{HCl} \times M_{Na_2CO_3}}$$

五、注意事项

1. Na_2CO_3 在 270℃ ~ 300℃ 加热干燥，目的是除去其中的水分及少量的 $NaHCO_3$。但若温度超过 300℃，则部分 Na_2CO_3 分解为 Na_2O 及 CO_2。

2. Na_2CO_3 有吸湿性，称量时动作要迅速。

3. 接近终点时，由于形成 H_2CO_3 – $NaHCO_3$ 缓冲溶液，pH 变化不大，终点不敏锐，为此需加热或煮沸溶液。

六、思考题

1. 如用吸湿的碳酸钠基准物质标定盐酸溶液的浓度时，会使标定结果偏高还是偏低？为什么？

2. 溶解基准无水碳酸钠所用的水体积量度，是否需要准确？为什么？

实验十四　药用硼砂的含量测定

一、目的要求

1. 掌握酸碱滴定法测定硼砂的原理和方法。
2. 熟悉甲基红指示剂滴定终点的判定。

二、实验原理

本实验采用酸碱滴定法测定硼砂含量。硼砂($Na_2B_4O_7 \cdot 10H_2O$)是强碱弱酸盐，而其滴定产物硼酸(H_3BO_3)是极弱酸($K_a = 5.4 \times 10^{-10}$)，因此可用盐酸标准溶液(0.1mol/L)直接进行滴定。其滴定反应为：

$$Na_2B_4O_7 + 2HCl + 5H_2O \longrightarrow 2NaCl + 4H_3BO_3$$

在计量点前，酸度很弱，计量点后，盐酸稍过量时溶液 pH 值急剧下降，形成突跃。计量点时 pH = 5.1，可选用甲基红作为指示剂。

三、仪器和试剂

1. 仪器
酸式滴定管(50mL)，锥形瓶(250mL)，量筒(100mL)，万分之一分析天平。

2. 试剂与试样
硼砂(药用)，HCl 标准溶液(0.1mol/L)，甲基红指示剂(0.1% 乙醇溶液)。

四、实验内容与步骤

取本品约 $0.5g$，精密称定，置于锥形瓶中，加水 $50mL$ 使溶解（必要时加热），加甲基红指示剂 2 滴，用 HCl 标准溶液（$0.1mol/L$）滴定至溶液由黄色变为橙色，即为终点。按下式计算硼砂的质量分数（$M_{Na_2B_4O_7 \cdot 10H_2O} = 381.37$）

$$W_{Na_2B_4O_7 \cdot 10H_2O}(\%) = \frac{(CV)_{HCl} \times M_{Na_2B_4O_7 \cdot 10H_2O}}{m \times 2000} \times 100\%$$

五、注意事项

1. 硼砂不易溶解，必要时可加热使溶解，冷却后再滴定。
2. 要注意观察终点，滴定终点应为橙色。

六、思考题

1. $Na_2B_4O_7 \cdot 10H_2O$ 若部分风化，则测定结果偏高还是偏低？
2. 当滴定终点至红色时，滴定结果是否偏高？

实验十五　混合碱溶液各组分含量测定

一、目的要求

掌握用双指示剂法测定混合碱溶液中 NaOH 和 Na_2CO_3 含量的测定原理和方法。

二、实验原理

NaOH 和 Na_2CO_3 混合溶液中各组分含量测定可采用双指示剂法，用酚酞及甲基橙分别指示终点，先加入酚酞，用 HCl 标准溶液滴定至酚酞红色消失时，指示 Na_2CO_3 第一个计量点到达，Na_2CO_3 全部生成 $NaHCO_3$，即 Na_2CO_3 只滴了一半，NaOH 全部被滴定。

$$Na_2CO_3 + HCl \Longrightarrow NaHCO_3 + NaCl \qquad (pH = 8.3)$$

$$NaOH + HCl \Longrightarrow NaCl + H_2O \qquad (pH = 7.0)$$

设此时用去 HCl 的体积为 $V_1 mL$。然后再加入甲基橙指示剂，用 HCl 标准溶液继续滴至甲基橙由黄色转变为橙红色时，指示 Na_2CO_3 第二个计量点的到达，$NaHCO_3$ 全部生成 H_2CO_3。

$$NaHCO_3 + HCl \Longrightarrow NaCl + H_2CO_3 \qquad (pH = 3.9)$$

设这次用去 HCl 的体积为 $V_2 mL$，则可由 $V_1 - V_2$ 计算 NaOH 含量，由 $2V_2$ 计算 Na_2CO_3 的含量。

三、仪器与试剂

1. 仪器
分析天平、台秤、称量瓶、锥形瓶、量筒、烧杯、酸式滴定管。

2. 试剂
碳酸钠、氢氧化钠、甲基橙指示剂、酚酞指示剂。

3. 试液
混合碱试液：100mL 水中加入 3g Na_2CO_3 和 2g NaOH。

0.1mol/L HCl 标准溶液、1%甲基橙指示剂、0.2%酚酞指示剂。

四、实验内容与步骤

精密移取 25mL 混合试样溶液于 250mL 锥形瓶中，加 25mL 蒸馏水、2 滴酚酞指示剂，用 0.1mol/L HCl 标准溶液滴定溶液由红色刚消失为第一个终点，记录消耗的 HCl 体积 V_1。随后向滴定溶液加入 2 滴甲基橙指示剂，溶液应为黄色，继续用 HCl 滴定至溶液刚现橙色，煮沸 2 分钟，冷却至室温，继续滴定至溶液出现橙色为第二终点，记录消耗的 HCl 体积 V_2。平行测定三次。

五、数据处理

根据第一终点和第二终点所消耗 HCl 的体积，按下式分别计算碳酸钠和氢氧化钠含量：

$$Na_2CO_3\%(W/V) = \frac{C_{HCl} \times 2V_2 \times M_{Na_2CO_3}}{25 \times 2000} \times 100\% \qquad (M_{Na_2CO_3} = 105.99g/mol)$$

$$NaOH\%(W/V) = \frac{C_{HCl}(V_1 - V_2)M_{NaOH}}{25 \times 1000} \times 100\% \qquad (M_{NaOH} = 40.00g/mol)$$

表 5-3 实验报告记录格式

平行测定次数		1	2	3
第一终点消耗 HCl 的体积(V_1)	mL			
第二终点消耗 HCl 的体积(V_2)	mL			
HCl 标准溶液的浓度	mol/L			
Na_2CO_3 的含量	%(W/V)			
NaOH 的含量	%(W/V)			
Na_2CO_3 的相对平均偏差				
NaOH 的相对平均偏差				

六、思考题

用盐酸滴定混合碱溶液甲基橙变橙色后为什么还要煮沸、冷却、继续滴定至橙色为终点？

实验十六 高氯酸标准溶液的配制与标定

一、目的要求

1. 掌握高氯酸标准溶液的配制及标定方法。
2. 了解非水滴定的特点和必须掌握的条件。
3. 了解非水酸碱滴定的原理和操作。

二、实验原理

冰醋酸是滴定弱酸最常用的溶剂。在冰醋酸中高氯酸酸性最强，形成的产物易溶于有机溶剂，所以常用高氯酸作标准溶液。标定高氯酸溶液常用邻苯二甲酸氢钾作基准物质，利用它在冰醋酸中显碱性，可以被高氯酸滴定，滴定反应为：

采用结晶紫为指示剂，用高氯酸的冰醋酸溶液滴定到紫色消失，初现蓝色为终点。

三、仪器与试剂

1. 仪器
分析天平、台秤、烘箱、称量瓶、试剂瓶、酸式滴定管、锥形瓶、烧杯、量筒。

2. 试剂
高氯酸(AR)、冰醋酸(AR)、醋酐(AR)、邻苯二甲酸氢钾(基准试剂，$105^{\circ}\text{C} \sim 110^{\circ}\text{C}$ 干燥至恒重)、结晶紫指示剂。

3. 试液
0.5%结晶紫溶液：取0.5g结晶紫加100mL无水冰醋酸溶解。

四、实验内容与步骤

1. 冰醋酸的配制
取一级冰醋酸(99.8%，比重1.050)500mL，加醋酐5.68mL。或取二级冰醋酸(99%，比重1.053)500mL，加醋酐27.43mL。振摇。

2. 0.1mol/L $HClO_4$ – HAc 标准溶液的配制
取70%~72%的 $HClO_4$ 约4.25mL，缓缓加入375mL无水冰醋酸，混合均匀，缓缓滴入醋酐12mL，边加边摇，加完后振摇均匀，冷至室温，加适量无水冰醋酸稀释成500mL，摇匀，放置24小时后标定其浓度。

3. 0.1mol/L $HClO_4$ – HAc 溶液的标定
取 105°C 干燥至恒重的邻苯二甲酸氢钾约0.3g四份，精密称定，分别置于干燥锥形

瓶中，各加入 20 ~ 25mL 冰醋酸使溶解，加结晶紫指示剂 1 滴，用0.1mol/L HClO₄ -
HAc 溶液缓缓滴定至颜色由紫色变为蓝绿色终点。

另取冰醋酸 20mL，按上述操作进行空白试验校正。

五、注意事项

1. 配制高氯酸标准溶液时，不能将醋酐直接加入高氯酸中，应将高氯酸先用冰醋
酸稀释后再缓缓滴加醋酐，否则，因反应剧烈而不安全。

2. 使用仪器不能有水分，应严格干燥。

3. HClO₄ - HAc 溶液能腐蚀皮肤，要注意安全。

六、数据处理

根据标定终点时消耗 HClO₄ - HAc 溶液的体积(V_{HClO_4})和空白试验消耗 HClO₄ - HAc
溶液的体积($V_{空}$)，按下式计算高氯酸标准溶液的浓度：

$$C_{HClO_4} = \frac{m_{KHC_8H_4O_6}}{M_{KHC_8H_4O_6}(V_{HClO_4} - V_{空})} \qquad (M_{KHC_8H_4O_4} = 204.23\,g/mol)$$

$m_{KHC_8H_4O_4}$：$KHC_8H_4O_4$ 的质量(g)。

由于冰醋酸的膨胀系数较大，HClO₄ - HAc 标准溶液的浓度随温度变化而变化，使
用时若与标定时温度差在 ±2℃左右时可按下式校正。

$$C_1 = \frac{C_0}{1 + 0.0011(t_1 - t_0)}$$

式中：0.0011 为冰醋酸的体积膨胀系数；

t_0：标定时的温度；

t_1：测定时的温度；

C_0：标定时的浓度；

C_1：测定时的浓度。

表 5 - 4　实验报告记录格式($KHC_8H_4O_4$ 标定 $HClO_4$ 溶液)

测 定 次 数		1	2	3	4
(称量瓶 + $KHC_8H_4O_4$)质量	g				
(称量瓶 + 剩余 KHC_8H_4O)质量	g				
$KHC_8H_4O_4$ 质量	g				
试样消耗标准溶液的体积(V_{HClO_4})	mL				
空白消耗标准溶液的体积($V_{空}$)	mL				
$HClO_4$ 标准溶液的浓度(C_{HClO_4})	mol/L				
个别测定的绝对偏差					
相对平均偏差					

七、思考题

1. 为什么邻苯二甲酸氢钾既可标定碱又可标定酸?
2. 为什么在标定和滴定时要做空白试验?
3. 为什么非水滴定使用的仪器应干燥?

实验十七　枸橼酸钠的含量测定

一、目的要求

1. 深入理解非水溶液酸碱滴定的原理与滴定条件。
2. 通过测定枸橼酸钠的含量巩固非水酸碱滴定的基本操作。

二、实验原理

在水溶液中,枸橼酸酸性较强($pK_a = 3.14$),其共轭碱枸橼酸钠碱性较弱($K_b < 10^{-7}$),不能进行滴定。在非水 HAc 介质中,由于 HAc 的酸性,使枸橼酸钠在此溶液中的碱性增强,可用 $HClO_4$ – HAc 滴定剂进行滴定,滴定反应为:

$$
\begin{array}{l}
\text{CH}_2\text{—COONa} \\
| \\
\text{HO—C—COONa} + 3\text{HClO}_4 \\
| \\
\text{CH}_2\text{—COONa}
\end{array}
\rightleftharpoons
\begin{array}{l}
\text{CH}_2\text{—COOH} \\
| \\
\text{HO—C—COOH} + 3\text{NaClO}_4 \\
| \\
\text{CH}_2\text{—COOH}
\end{array}
$$

采用结晶紫为指示剂,溶液显蓝绿色为终点。

三、仪器与试剂

1. 仪器
分析天平、台秤、称量瓶、烧杯、锥形瓶、量筒、碱式滴定管。
2. 试剂与试样
枸橼酸钠试样、醋酐(AR)、冰醋酸(AR)、结晶紫指示剂。
3. 试液
0.1mol/L 的 $HClO_4$ 标准溶液、0.5% 结晶紫醋酸指示剂溶液。

四、实验内容与步骤

取枸橼酸钠试样约 0.1000g,精密称定,加冰醋酸 20mL、醋酐 2mL,加热使溶解,放冷后加结晶紫指示剂 1 滴,用 $HClO_4$ – HAc 标准溶液(0.1mol/L)滴定到溶液显蓝绿色为终点,并将滴定结果用空白试验校正,平行测定三次。

五、注意事项

使用的仪器应事先干燥。

六、数据处理

根据滴定终点消耗高氯酸标准溶液的体积和空白试验消耗高氯酸标准溶液的体积，按下式计算枸橼酸钠的含量：

$$C_6H_5O_7Na_3 \cdot H_2O\% = \frac{C_{HClO_4}(V_{HClO_4} - V_{空白})M_{C_6H_5O_7Na_3 \cdot H_2O}}{3 \times S \times 1000} \times 100\%$$

$$(M_{C_6H_5O_7Na_3 \cdot H_2O} = 294.12)$$

S：试样的质量(g)。

表 5-5　实验报告记录格式

平行测定次数		1	2	3
(称量瓶 + 试样)质量	g			
(称量瓶 + 剩余试样)质量	g			
试样质量	g			
试样消耗标准溶液的体积(V_{HClO_4})	mL			
空白消耗标准溶液的体积($V_{空}$)	mL			
$HClO_4$ 标准溶液的浓度(C_{HClO_4})	mol/L			
枸橼酸钠的含量	%			
相对平均偏差				

七、思考题

为什么枸橼酸钠可以用非水酸碱滴定方法测定其含量？

实验十八　α-氨基酸含量测定

一、目的要求

1. 掌握非水酸碱滴定的原理及特点。
2. 巩固非水酸碱滴定的基本操作。

二、实验原理

α-氨基酸分子中同时含有氨基和羧基，为两性物质，在非水溶液中，α-氨基酸中氨基的碱性很弱，无法准确滴定。但在非水醋酸溶液中，由于醋酸的酸性使其碱性增强后可以被 $HClO_4$ – HAc 滴定剂准确地滴定，以结晶紫为指示剂，滴定至溶液由紫色变蓝(绿)色为终点。滴定反应如下：

反应产物为 α – 氨基酸的高氯酸盐，呈酸性，反应中一个—NH$_2$接受一个质子，即：

$$1mol—NH_2 \text{ 相当于 } 1mol\ HClO_4$$

α – 氨基酸亦可在二甲基甲酰胺等碱性溶剂中用甲醇钾或季胺碱（RNOH）等碱性标准溶液滴定羧基中的 H$^+$，以百里酚蓝为指示剂由黄色滴定至蓝色为终点。

三、仪器与试剂

1. 仪器

分析天平、烘箱、称量瓶、量筒、烧杯、锥形瓶、酸式滴定管。

2. 试剂与试样

α – 氨基酸（如丙氨酸、谷氨酸、甘氨酸等）、结晶紫指示剂、冰醋酸（AR）、醋酸酐（AR）、甲酸（AR）。

3. 试液

0.1mol/L 的高氯酸标准溶液、0.5% 的结晶紫醋酸指示剂溶液。

四、实验内容与步骤

取 α – 氨基酸约 0.1g，精密称定，置 100mL 干燥的小烧杯中，加入 20mL 冰醋酸溶解，加入 1mL 醋酸酐以除去试液中的水分，加入 1 滴结晶紫指示剂溶液，用 HClO$_4$ – HAc 标准溶液滴定，溶液由紫色变至蓝（绿）色为终点。

五、注意事项

1. 若在冰醋酸中试样溶解不完全，可加 1mL 甲酸助溶，或加入已知过量的 HClO$_4$ – HAc 溶液待试样溶解完全后，再用 NaAc – HAc 反滴定过量的 HClO$_4$ – HAc 溶液。

2. 所用仪器如烧杯、锥形瓶、滴定管等都不能有水，应事先干燥。

六、数据处理

根据终点时消耗的高氯酸标准溶液的体积，按下式计算 α – 氨基酸的含量：

$$\alpha\text{ – 氨基酸}\% = \frac{C_{HClO_4} V_{HClO_4}}{S \times 1000} M$$

S：试样的质量（g）。

M：α – 氨基酸的摩尔质量（g/mol）。

七、思考题

1. 为什么 α – 氨基酸可以在醋酸溶剂中进行滴定？

2. α – 氨基酸还可以选择什么溶剂进行非水滴定？

第六章 沉淀滴定法

实验十九 $AgNO_3$ 标准溶液和 NH_4SCN 标准溶液的配制和标定

一、目的要求

1. 掌握 $AgNO_3$ 标准溶液和 NH_4SCN 标准溶液的配制和标定方法。
2. 深入理解银量法的原理。
3. 学会观察与判断荧光黄作指示剂的滴定终点。
4. 掌握佛尔哈德法，正确判断滴定终点。

二、实验原理

1. 用 NaCl 基准物标定 $AgNO_3$ 溶液

采用荧光黄（HFln）作指示剂，以 $AgNO_3$ 溶液滴定 NaCl 溶液，终点时浑浊液由黄绿色转变为微红色。

终点前　Cl^- 过剩　　　　　　　　　　　　$(AgCl)Cl^- \vdots M^+$

终点时　Ag^+ 过剩 $(AgCl)Ag^+ + Fln^- \Longrightarrow (AgCl)Ag^+ \vdots Fln^-$

　　　　　　　　　　　　　　黄绿色　　　微红色

为使终点变色敏锐，将溶液适当稀释并加入糊精作保护胶体。

2. 用比较法标定 NH_4SCN 溶液

采用铁铵矾作指示剂，当用 NH_4SCN 待标液滴定 $AgNO_3$ 标准溶液时，形成白色 AgSCN沉淀，终点时，过量的 SCN^- 离子与溶液中的 Fe^{3+} 形成血红色配合物，指示终点到达，反应式如下：

终点前　　　　　　　　$Ag^+ + SCN^- \Longrightarrow AgSCN \downarrow$ 白色

终点时　　　　　　　　$Fe^{3+} + SCN^- \Longrightarrow Fe(SCN)^{2+}$ 血红色

三、仪器与试剂

1. 仪器

分析天平、烘箱、称量瓶、量筒、锥形瓶、棕色磨口试剂瓶、酸式滴定管。

2. 试剂

硝酸银（AR 或 CP）、NaCl（基准试剂）、硫氰化铵（AR 或 CP）、铁铵矾指示剂、糊精(AR)、荧光黄指示剂。

3. 试液

5%(W/V)K_2CrO_4 水溶液、铁铵矾指示剂[40% 的 $NH_4Fe(SO_4)_2 \cdot 12H_2O$ 溶液]、2% 糊精水溶液、0.1% 荧光黄乙醇溶液。

四、实验内容与步骤

1. 0.1mol/L $AgNO_3$ 溶液的配制

称取 4g$AgNO_3$ 置 250mL 烧杯中，加 100mL 蒸馏水溶解，然后移入棕色磨口瓶中，加蒸馏水稀释到 250mL，摇匀，紧塞，避光。

2. 0.1mol/L NH_4SCN 溶液的配制

取 NH_4SCN 2g 置 250mL 烧杯中，加 100mL 蒸馏水使溶解，然后移入磨口瓶中，加蒸馏水稀释至 250mL 摇匀。

3. 0.1mol/L $AgNO_3$ 溶液的标定

取在 270℃ 干燥至恒重的基准 NaCl 0.13g，精密称定，置 250mL 锥形瓶中，加 50mL 蒸馏水，使溶解，再加糊精 5mL，荧光黄指示剂 8 滴，用 0.1mol/L 的 $AgNO_3$ 溶液滴定至浑浊液由黄绿色转变为微红色终点，平行测定四次。

4. 0.1mol/L NH_4SCN 溶液的标定

精密量取 0.1mol/L 的 $AgNO_3$ 溶液 25mL，置 250mL 锥形瓶中，加蒸馏水 20mL，6mol/L 的 HNO_3 溶液 5mL，铁铵矾指示液 2mL，用 0.2mol/L NH_4SCN 溶液滴定至溶液呈现血红色为终点，平行测定四次。

五、注意事项

1. 配制 $AgNO_3$ 标准溶液的水应无 Cl^-，否则配制的 $AgNO_3$ 溶液出现白色沉淀，不能使用。

2. 加入 HNO_3 是为阻止 Fe^{3+} 的水解，所用 HNO_3 不应含有氮的低价氧化物，因为它能与 SCN^- 或 Fe^{3+} 反应生成红色物质[如 NOSCN、$Fe(NO)^{3+}$]影响终点观察。用新煮沸放冷的 6mol/L HNO_3 即可。

3. 标定 0.1mol/L 的 NH_4SCN 溶液时必须强烈振摇，因为析出的 AgSCN 沉淀吸附相当的 Ag^+，如振摇不充分，则终点将会提前。

六、数据处理

根据"四、3 项"终点时消耗硝酸银标准溶液的体积和"四、4 项"终点时消耗硫氢化铵标准溶液的体积，按下式分别计算硝酸银和硫氢化铵标准溶液的浓度：

$$C_{AgNO_3} = \frac{m_{NaCl}}{V_{AgNO_3} \cdot M_{NaCl}} \times 1000 \qquad (M_{NaCl} = 58.44 g/mol)$$

$$C_{NH_4SCN} = \frac{C_{AgNO_3} \cdot V_{AgNO_3}}{V_{NH_4SCH}}$$

m_{NaCL}：NaCl 的质量（g）。

表 6 – 1 实验报告记录格式（NaCl 标定 AgNO₃ 溶液）

测 定 次 数		1	2	3	4
（称量瓶 + NaCl）质量	g				
（称量瓶 + 剩余 NaCl）质量	g				
NaCl 质量	g				
消耗 AgNO₃ 标准溶液的体积（V_{AgNO_3}）	mL				
AgNO₃ 标准溶液的浓度（C_{AgNO_3}）	mol/L				
NH₄SCN 标准溶液的浓度（C_{NH_4SCN}）	mol/L				
AgNO₃ 标准溶液浓度的相对平均偏差					
NH₄SCN 标准溶液浓度的相对平均偏差					

七、思考题

1. 根据指示终点的方法不同，AgNO₃ 标准溶液的标定有几种方法？几种方法的滴定条件有何不同？

2. 配制 AgNO₃ 溶液前应检查什么？如何检查？

3. 佛尔哈德法中，能否用 Fe(NO₃)₂ 或 FeCl₃ 作指示剂？

实验二十 溴化钾的含量测定

一、目的要求

1. 掌握用摩尔法进行沉淀滴定的原理和方法。

2. 学会观察与判断用 K₂CrO₄ 作指示剂的滴定终点。

二、实验原理

KBr 是一种镇静药，其含量可采用摩尔法测定，在弱碱性溶液中，以 K₂CrO₄ 为指示剂，用 AgNO₃ 标准溶液滴定，根据分步滴定原理，在滴定过程中，首先析出 AgBr 沉淀，到达计量点，稍过量的 Ag⁺ 与 CrO₄²⁻ 生成砖红色沉淀，指示终点到达。滴定反应为：

终点前：$\qquad Br^- + Ag^+ \Longrightarrow AgBr\downarrow$（淡黄色）

终点时：$\qquad 2Ag^+ + CrO_4^{2-} \Longrightarrow Ag_2CrO_4\downarrow$（砖红色）

三、仪器与试剂

1. 仪器

分析天平、台秤、称量瓶、烧杯、量筒、试剂瓶、烧杯、容量瓶（250mL）、移液管、锥形瓶、酸式滴定管。

2. 试剂与试样

AgNO₃(AR)、KBr 试样、K₂CrO₄(AR)。

3. 试液

0.1mol/L AgNO₃ 标准溶液、5% K₂CrO₄ 指示剂溶液。

四、实验内容与步骤

取 KBr 试样约 3g，精密称定，置 250mL 烧杯中，加水溶解后定量转移到 250mL 容量瓶中，用水稀释至刻度，摇匀。用移液管量取 25.00mL 置锥形瓶中，加水 25mL 与铬酸钾指示剂 0.5mL，在不断摇动下，用 0.1mol/L AgNO₃ 溶液滴定至溶液由淡黄色转变为橙红色时，即为终点，平行测定三次。

五、注意事项

1. 滴定过程中生成的 AgBr 沉淀强烈地吸附 Br⁻ 离子，必须不断用力摇动，特别是在近终点时更需强力摇动。

2. 该项测定一般应作空白试验，即用 50mL 蒸馏水加 0.5mL K₂CrO₄ 指示剂及少量 CaCO₃(须不含 Cl⁻ 及 Br⁻)混合后用 AgNO₃ 溶液滴定至橙红色终点，记下校正值 AgNO₃ 的毫升数，此值应在 0.05mL 以内。由上面测定中消耗的 AgNO₃ 毫升数减去校正值，即为用于滴定 KBr 时真正所消耗之量。

六、数据处理

根据终点时消耗 AgNO₃ 的体积，按下式计算溴化钾的含量：

$$KBr\% = \frac{C_{AgNO_3} V_{AgNO_3} M_{KBr}}{S \times \frac{25}{250} \times 1000} \times 100\% \qquad (M_{KBr} = 119.00g/mol)$$

S：试样的质量(g)。

表 6-2　实验报告记录格式

平行测定次数		1	2	3
(称量瓶 + 试样)质量	g			
(称量瓶 + 剩余试样)质量	g			
试样的质量	g			
试样消耗 AgNO₃ 标准溶液的体积(V_{AgNO_3})	mL			
AgNO₃ 标准溶液的浓度(C_{AgNO_3})	mol/L			
溴化钾的含量	%			
相对平均偏差				

七、思考题

1. 测定 KBr 含量采用沉淀滴定法，还可选用哪些指示剂？

2. 为何在滴定过程中要不断摇动溶液？

实验二十一 大青盐的含量测定

一、实验目的

1. 掌握吸附指示剂沉淀滴定法的原理、操作及计算。
2. 掌握荧光黄作指示剂判断滴定终点的方法。

二、实验原理

大青盐为卤化物类石盐族湖盐结晶体，主含氯化钠（NaCl），因此，本方法采用沉淀滴定法测定大青盐中 NaCl 的含量。以硝酸银液为滴定液，荧光黄为指示剂，根据消耗滴定液的浓度和毫升数，可计算出被测物质的含量。

反应式： $Ag^+ + Cl^- \longrightarrow AgCl \downarrow$

吸附指示剂滴定终点，若以 FI^- 代表荧光黄指示剂的阴离子，则变化情况为：

$$\underset{(黄绿色)}{终点前\ (AgCl)Cl^- + FI^-} \xrightarrow{AgNO_3} \underset{(微红色)}{终点时\ (AgCl)Ag^+ \cdot FI^-}$$

三、仪器与试剂

1. 仪器

分析天平、称量瓶、锥形瓶、酸式滴定管、量筒。

2. 试剂

硝酸银滴定液（0.1mol/L）、2% 糊精溶液、碳酸钙、荧光黄指示液（0.1% 乙醇溶液）。

四、实验内容与步骤

取本品细粉约 0.15g，精密称定，置锥形瓶中，加水 50mL 溶解，加 2% 糊精溶液 10mL、碳酸钙 0.1g 与 0.1% 荧光黄指示液 8 滴，用硝酸银滴定液（0.1mol/L）滴定至浑浊液由黄绿色变为微红色，即得。

五、数据处理

按下式计算氯化钠含量（ $M_{NaCl} = 58.44$ ）：

$$m_{NaCl} = C_{AgNO_3} \times V_{AgNO_3} \times M_{NaCl}$$

每 1mL 硝酸银滴定液（0.1mol/L）相当于 5.844mg 的氯化钠（NaCl）。本法的相对偏差不得超过 0.3%。本品含氯化钠（NaCl）不得少于 97.0%。

六、注意事项

1. 配制 $AgNO_3$ 标准溶液的水应无 Cl^-，用前应进行检查。

2. AgNO₃ 及其溶液应盛放于棕色瓶中并避光保存。

3. 溶液的 pH 应适当，常用的吸附指示剂多是有机弱酸，而起指示剂作用的是它们的阴离子。因此，溶液的 pH 应有利于吸附指示剂阴离子的存在。

4. 光线能促进荧光黄对 AgCl 的分解作用，滴定时应避光或在暗处操作。

七、思考题

1. 标定 AgNO₃ 标准溶液时，加入糊精及碳酸钙的目的是什么？

2. 吸附指示剂为何选用荧光黄指示液？

第七章 配位滴定法

实验二十二 EDTA 标准溶液的配制与标定

一、目的要求

1. 掌握 EDTA 标准溶液的配制和标定方法。
2. 了解金属指示剂的变色原理及注意事项。学会使用铬黑 T 指示剂判断终点。
3. 了解配合滴定的特点。

二、实验原理

EDTA 标准溶液常用乙二胺四乙酸的二钠盐($M_{EDTA-2Na \cdot 2H_2O} = 372.24g/mol$)配制,乙二胺四乙酸二钠是白色结晶粉末,因不易制得纯品,标准溶液用间接法配制。以氧化锌基准物质标定其浓度,在 pH = 10 的条件下用铬黑 T 作指示剂,溶液由紫色变为纯蓝色为终点。

滴定前:　　　　$Zn^{2+} + HIn^{2-} \Longrightarrow ZnIn^- + H^+$
　　　　　　　　　　纯蓝色　　　紫红色

滴定中:　　　　$Zn^{2+} + H_2Y^{2-} \Longrightarrow ZnY^{2-} + 2H^+$

终点时:　　　$ZnIn^- + H_2Y^{2-} \Longrightarrow ZnY^{2-} + HIn^{2-} + H^+$
　　　　　紫红色　　　　　　　　　　　　　纯蓝色

三、仪器与试剂

1. 仪器
分析天平、台秤、高温电炉、称量瓶、试剂瓶、量筒、干燥器、烧杯、锥形瓶、酸式滴定管。

2. 试剂
乙二胺四乙酸二钠(AR)、氯化铵(AR)、氨水(AR)。

3. 试液
铬黑 T 指示剂:取铬黑 T 0.1g 与研细的干燥 NaCl 10g 混匀,将固体混合物保存于干燥器中,用时挑取少许即可。

ZnO 基准试剂:800℃灼烧至恒重。

氨 – 氯化铵缓冲溶液(pH = 10):取 5.4g NH_4Cl 溶于少量水中,加入 35mL 浓氨水,用水稀释至 100mL。

氨试液：取浓氨水 4mL 加水稀释到 100mL。

四、实验内容与步骤

1. 0.05mol/L EDTA 溶液的配制

取 EDTA – 2Na · 2H$_2$O 9.5g，加 100mL 蒸馏水温热溶解，稀释至 500mL，摇匀，贮存于聚乙烯瓶中。

2. EDTA 溶液的标定

称取已在 800℃ 灼烧至恒重的基准 ZnO 约 0.12g，精密称定，加稀 HCl(1:1)3mL 溶解，加蒸馏水 25mL，甲基红指示剂(0.2% 的乙醇溶液)1 滴，滴加氨试液使溶液呈微黄色，再加蒸馏水 25mL，NH$_3$ · H$_2$O – NH$_4$Cl 缓冲液 10mL 和铬黑 T 指示剂 0.1g，用 EDTA 标准溶液滴定至溶液由紫红色变为蓝色为终点。平行测定四次。

五、注意事项

1. 贮存 EDTA 溶液应选用聚乙烯瓶或硬质玻璃瓶，以免 EDTA 与玻璃中的金属离子作用。

2. 滴加氨试液至溶液呈微黄色，应边加边摇，若加多会生成 Zn(OH)$_2$ 沉淀，此时应用稀 HCl 调回至沉淀刚溶解。

六、数据处理

根据终点时消耗 EDTA 标准溶液的体积，按下式计算 EDTA 标准溶液的浓度：

$$C_{EDTA} = \frac{m_{ZnO} \times 1000}{V_{EPTA} M_{ZnO}} \qquad (M_{ZnO} = 81.38 \text{g/mol})$$

m_{ZnO}：ZnO 的质量(g)。

表 7–1　实验报告记录格式(ZnO 标定 EDTA 溶液)

测 定 次 数		1	2	3	4
(称量瓶 + ZnO) 质量	g				
(称量瓶 + 剩余 ZnO) 质量	g				
ZnO 质量	g				
消耗 EDTA 标准溶液的体积(V_{EDTA})	mL				
EDTA 标准溶液的浓度(C_{EDTA})	mol/L				
相对平均偏差					

七、思考题

1. 本实验为何要加 NH$_3$ · H$_2$O – NH$_4$Cl 缓冲液？

2. 为什么常将铬黑 T 配成固体混合剂，而不用铬黑 T 水溶液？

实验二十三 水硬度的测定

一、目的要求

1. 了解水硬度测定的意义和常用的硬度表示方法。
2. 掌握 EDTA 法测定水硬度的原理和方法。
3. 掌握铬黑 T 和钙指示剂的应用，了解金属指示剂的特点。

二、实验原理

一般含钙、镁盐类的水叫硬水（硬度小于 5.6 度的水常称为软水，但界限尚不明确）。硬度有暂时硬度和永久硬度之分。

暂时硬度：水中含有钙、镁的酸式碳酸盐，遇热即成碳酸盐沉淀而失去其硬性。反应为：

$$Ca(HCO_3)_2 \underset{}{\overset{\triangle}{\rightleftharpoons}} CaCO_3 \downarrow + H_2O + CO_2 \uparrow$$

$$Mg(HCO_3)_2 \underset{}{\overset{\triangle}{\rightleftharpoons}} MgCO_3(不完全沉淀) + H_2O + CO_2 \uparrow$$
$$\xrightarrow{+H_2O} Mg(OH)_2 \downarrow + CO_2 \uparrow$$

永久硬度：水中含有钙、镁的硫酸盐、氯化物、硝酸盐，在加热时亦不沉淀（但在锅炉运用温度下，溶解度低的可析出而成锅垢）。

暂时硬度和永久硬度的总和称为总硬度。由镁离子形成的硬度称为镁硬度，由钙离子形成的硬度称为钙硬度。

水中钙、镁离子的含量可用 EDTA 法测定。总硬度的测定用铬黑 T 作指示剂。在 pH≈10 时用 EDTA 标准溶液滴定：

滴定前：
$$\begin{matrix} Ca^{2+} \\ Mg^{2+} \end{matrix} + \underset{蓝色}{HIn^{2-}} \rightleftharpoons \begin{matrix} CaIn^- \\ MgIn^- \end{matrix}_{紫红色} + H^+$$

终点时：
$$\underset{紫红色}{MgIn^-} + H_2Y^{2-} \rightleftharpoons MgY^{2-} + \underset{蓝色}{H_2In^-}$$

钙硬度的测定是在 pH≥12 条件下，以钙试剂作指示剂，用 EDTA 标准溶液滴定：

滴定前：
$$\underset{纯蓝色}{HInd^{2-}} + Ca^{2+} \rightleftharpoons \underset{酒红色}{CaInd^-} + H^+$$

终点时：
$$\underset{酒红色}{CaInd^-} + H_2Y^{2-} + OH^- \rightleftharpoons \underset{无色}{CaY^{2-}} + \underset{纯蓝色}{HInd^{2-}} + H_2O$$

在 pH≥12 时，Mg^{2+} 形成 $Mg(OH)_2 \downarrow$，不干扰 Ca^{2+} 测定。

由总硬度减去钙硬度即得镁硬度。

水硬度的表示方法有多种，有将水中的盐类都折算成 $CaCO_3$ 的量作为硬度标准的，也有将盐类合算成 CaO 而以 CaO 的量来表示的，本书采用我国目前常用的表示方法；即以度计，1 硬度单位表示十万份水中含 1 份 CaO，$1° = 10ppmCaO$（1ppm 为百万分之一）。

三、仪器与试剂

1. 仪器

分析天平、台秤、试剂瓶、量筒、烧杯、锥形瓶、移液管、容量瓶(100mL)、酸式滴定管。

2. 试剂

铬黑 T 指示剂、钙指示剂、氯化铵(AR)、氨水(AR)、氢氧化钠(AR)。

3. 试液

0.01mol/L EDTA 标准溶液:精密移取 0.05mol/L 的 EDTA 标准溶液 20mL 于 100mL 容量瓶中,稀释至刻度,摇匀。

氨–氯化铵缓冲溶液(pH=10)。

10% NaOH 溶液。

四、实验内容与步骤

1. 总硬度的测定

量取澄清的水样 100mL 置 250mL 锥形瓶中,加入 5mL 氨–氯化铵缓冲液(pH=10),摇匀,再加入约 0.01g 铬黑 T 指示剂,摇匀,用 0.01mol/L 的 EDTA 标准溶液滴定至溶液由紫红色变为纯蓝色终点。平行测定三次。

2. 钙硬度的测定

量取澄清水样 100mL 放入 250mL 锥形瓶中,加 4mL 10% NaOH 溶液,摇匀,再加入约 0.01g 钙指示剂,摇匀,此时溶液为酒红色,用 0.01 mol/L EDTA 标准溶液滴定至呈纯蓝色终点。平行测定三次。

五、注意事项

1. 在测定总硬度时,因反应速度较慢,在接近终点时,标准溶液缓慢加入,并充分摇动。在氨性溶液中,当 $Ca(HCO_3)_2$ 含量高时,可能会析出 $CaCO_3$ 沉淀,使终点变色不敏锐,这时可于滴定前先将溶液酸化,加 1~2 滴 1:1 的 HCl,煮沸溶液除去 CO_2,注意 HCl 不宜多加,以免影响滴定的 pH 值。

2. 取硬度大于 250ppm $CaCO_3$ 水样时,则取样量应相应减少。

六、数据处理

根据终点时消耗 EDTA 标准溶液的体积,按下式计算水的硬度:

$$硬度 = \frac{C_{EDTA}V_{EDTA}M_{CaO}}{V_水 \times 1000} \times 10^5$$

C_{EDTA}:EDTA 标准溶液的浓度(mol/L)。

V_{EDTA}:滴定时用去的 EDTA 标准溶液的体积(mL)。若此量为滴定总硬度时所耗用的,则所测得的硬度为总硬度;若此量为滴定钙硬度时所耗用的,则所得的硬度为钙硬度。

$V_水$：所取水样的体积（mL）。

M_{Cao}：CaO 的摩尔质量（g/mol）。

表 7 – 2　实验报告记录格式

测　定　次　数		1	2	3
量取水样的体积（$V_水$）	mL			
总硬度消耗 EDTA 标准溶液的体积（V_{EDTA}）	mL			
钙硬度消耗 EDTA 标准溶液的体积（V_{EDTA}）	mL			
EDTA 标准溶液的浓度（C_{EDTA}）	mol/L			
水的总硬度	ppm			
水的钙硬度	ppm			
总硬度相对平均偏差				
钙硬度相对平均偏差				

实验二十四　中药明矾的含量测定

一、目的要求

1. 掌握配合滴定法中剩余量回滴法的原理、操作及计算。

2. 掌握二甲酚橙作指示剂时终点的判断。

3. 了解 EDTA 测定铝盐的特点。

二、实验原理

中药明矾主要含 $KAl(SO_4)_2 \cdot 12H_2O$，一般测定其组成中铝的含量，再换算成硫酸铝钾含量。

Al^{3+} 能与 EDTA 形成比较稳定的配合物，但反应速度较慢，因此采用剩余量回滴法，即准确加入过量的 EDTA 标准溶液，加热使反应完全，然后再用 Zn^{2+} 标准溶液滴定剩余的 EDAT：

$$Al^{3+} + H_2Y^{2-} \Longrightarrow AlY^- + 2H^+$$
$$\text{过量}$$

$$H_2Y^{2-} + Zn^{2+} \Longrightarrow ZnY^{2-} + 2H^+$$
$$\text{剩余量}$$

回滴时以二甲酚橙为指示剂在 pH < 6.3 条件下滴定，终点时溶液由黄色变成红紫色。

$$Zn^{2+} + XO \Longrightarrow Zn - XO$$
$$\qquad\quad \text{黄色} \qquad \text{红紫色}$$

三、仪器与试剂

1. 仪器

天平、台秤、水浴锅、称量瓶、烧杯、量筒、容量瓶（100mL）、移液管（25mL）、锥形瓶、酸式滴定管。

2. 试剂与试样

明矾试样、二甲酚橙指示剂、硫酸锌（AR）、乌洛托品（AR）。

3. 试液

2%二甲酚橙溶液、0.05mol/L EDTA 标准溶液、0.05mol/L ZnSO$_4$ 标准溶液。

四、实验内容与步骤

取明矾约 1.4g 精密称定，置于 50mL 烧杯中，用适量水溶解，定量转移至 100mL 容量瓶中，稀释至刻度，摇匀。用移液管吸取 25mL 于 250mL 锥形瓶中，准确加入 0.05mol/L EDTA 标准溶液 25.00mL，沸水浴中加热 10 分钟，冷至室温，加水 100mL，洛托品 5g 及 2 滴二甲酚橙指示剂，用 0.05mol/L ZnSO$_4$ 标准溶液滴定至溶液由黄色变为橙色，即达终点。平行测定三次。

五、注意事项

1. 试样溶于水后，会缓慢水解呈浑浊，加入过量 EDTA 溶液加热后，即可溶解，故不影响测定。

2. 加热能使 Al^{3+} 与 EDTA 的络合反应加速，一般在沸水浴中加热 3 分钟络合程度可达 99%，为使反应完全，加热 10 分钟。

3. 在 pH < 6 时，游离二甲酚橙呈黄色，滴定至终点时，微过量的 Zn^{2+} 与部分二甲酚橙配合成红紫色，黄色与红紫色组成橙色。

4. 在滴定溶液中加入乌洛托品控制酸度 pH5 ~ 6，因 pH < 4 时，配合不完全，pH > 7 时，生成 Al(OH)$_3$ 沉淀。

六、数据处理

根据终点时消耗 ZnSO$_4$ 标准溶液的体积，按下式计算明矾的含量：

$$明矾\% = \frac{\left[(CV)_{EDTA} - (CV)_{ZnSO_4} \right] \times \dfrac{M_{KAl(SO_4)_2 \cdot 12H_2O}}{1000}}{S \times \dfrac{25}{100}} \times 100\%$$

$$(M_{KAl(SO_4)_2 \cdot 12H_2O} = 474.4g/mol)$$

S：试样的质量（g）。

$(CV)_{EDTA}$：加入 EDTA 物质的量（mol）

$(CV)_{ZnSO_4}$：消耗 ZnSO$_4$ 物质的量（mol）

七、思考题

用 EDTA 测定铝盐的含量允许的最低 pH 值为多少？还可采用何种试剂控制酸度？能用铬黑 T 作指示剂吗？

第八章 氧化还原滴定法

实验二十五　KMnO₄ 标准溶液的配制与标定

一、目的要求

1. 掌握 $KMnO_4$ 标准溶液的配制方法与保存方法。
2. 掌握用 $Na_2C_2O_4$ 标定 $KMnO_4$ 溶液的原理、方法及滴定条件。

二、实验原理

市售 $KMnO_4$ 试剂常含少量 MnO_2 及其他杂质，蒸馏水中也常含少量有机物，这些物质都促使 $KMnO_4$ 还原，因此 $KMnO_4$ 标准溶液在配制后要进行标定。

配制所需浓度的 $KMnO_4$ 溶液，在暗处放置 7～10 天，使溶液中还原性杂质与 $KMnO_4$ 充分作用，将还原产物 MnO_2 过滤除去贮存于棕色瓶中，密闭保存。

标定 $KMnO_4$ 溶液常采用 $Na_2C_2O_4$ 作基准物质，$Na_2C_2O_4$ 易提纯，性质稳定。其滴定反应为：

$$2MnO_4^- + 5C_2O_4^{2-} + 16H^+ \Longrightarrow 2Mn^{2+} + 10CO_2 \uparrow + 8H_2O$$

上面的反应进行缓慢，开始滴定时加入的 $KMnO_4$ 不能立即褪色，但一经反应生成 Mn^{2+} 后，Mn^{2+} 对反应有催化作用，促使反应速度加快，通常在滴定前加热溶液，并控制在70℃～85℃下进行滴定。利用 $KMnO_4$ 本身的颜色指示滴定终点。

三、仪器与试剂

1. 仪器

分析天平、台秤、烘箱、低温电炉、称量瓶、试剂瓶、垂熔玻璃漏斗、量筒、锥形瓶、酸式滴定管。

2. 试剂

$KMnO_4$（AR）、$Na_2C_2O_4$（基准试剂）、浓 H_2SO_4（AR）。

3. 试液

2mol/L H_2SO_4 溶液。

四、实验内容与步骤

1. 0.2mol/L $KMnO_4$ 溶液的配制

称取 $KMnO_4$ 1.6～1.8g 溶于500mL 新煮沸并冷却的蒸馏水中，混匀，置棕色具玻璃塞试剂瓶中，于暗处放置 7 ~ 10 天后，用垂熔玻璃漏斗过滤，存放于洁净的棕色玻璃瓶中。

2. KMnO₄ 溶液的标定

取于 105℃ ~ 110℃ 干燥至恒重的 Na₂C₂O₄ 基准物约 0.2g，精密称定，置于 250mL 锥形瓶中，加新煮沸并冷却的蒸馏水约 20mL，使之溶解，再加 30mL 2mol/L H₂SO₄ 溶液并加热至 75℃ ~ 85℃，立即用 KMnO₄ 溶液滴定至呈粉红色经 30 秒不褪色为终点。平行测定四次。

五、注意事项

1. 滴定终了时，溶液温度不低于 55℃，否则因反应速度较慢会影响终点观察的准确性。

2. 操作中加热可使反应速度增快，但不可加热至沸腾，否则会引起 Na₂C₂O₄ 分解。

六、数据处理

根据终点时消耗 KMnO₄ 的体积，按下式计算 KMnO₄ 标准溶液的浓度：

$$C_{KMnO_4} = \frac{m_{Na_2C_2O_4} \times 1000}{V_{KMnO_4} M_{Na_2C_2O_4}} \times \frac{2}{5} \qquad (M_{Na_2C_2O_4} = 134.0 g/mol)$$

$m_{Na_2C_2O_4}$：Na₂C₂O₄ 的质量(g)。

表 8 - 1　实验报告记录格式($Na_2C_2O_4$ 标定 KMnO₄ 溶液)

测 定 次 数		1	2	3	4
(称量瓶 + Na₂C₂O₄)质量	g				
(称量瓶 + 剩余 Na₂C₂O₄)质量	g				
Na₂C₂O₄ 的质量	g				
消耗 KMnO₄ 标准溶液的体积(V_{KMnO_4})	mL				
KMnO₄ 标准溶液的浓度(C_{KMnO_4})	mol/L				
相对平均偏差					

七、思考题

1. 为什么用 H₂SO₄ 溶液调节酸度？用 HCl 或 HNO₃ 可以吗？

2. 用 KMnO₄ 配制标准溶液时，应注意些什么问题？为什么？

3. 用 KMnO₄ 溶液滴定时速度如何控制？

实验二十六　过氧化氢的含量测定

一、目的要求

1. 熟悉用 KMnO₄ 法测定 H₂O₂ 含量的方法。

2. 掌握液体试样的取样方法。

3. 进一步掌握 $KMnO_4$ 法的操作。

二、实验原理

过氧化氢在工业、生物、医药等方面有广泛的应用，常需测定其含量。市售 H_2O_2 含量约 30%，测定时需要稀释 H_2O_2 溶液。

在酸性溶液中，H_2O_2 遇氧化性比它更强的氧化剂 $KMnO_4$ 将其氧化成 O_2，测定条件应在 $1 \sim 2mol/L$ 硫酸溶液中。

$$2MnO_4^- + 5H_2O_2 + 6H^+ \rightleftharpoons 2Mn^{2+} + 5O_2\uparrow + 8H_2O$$

市售 H_2O_2 中常有起稳定作用的少量乙酰苯胺或尿素，它们也具还原性，妨碍测定，在这种情况下，以采用碘量法测定为宜。

三、仪器与试剂

1. 仪器

量筒、移液管、锥形瓶、酸式滴定管。

2. 试剂

浓硫酸（AR）、市售 H_2O_2。

3. 试液

3% H_2O_2 溶液：将市售 30% H_2O_2 稀释 10 倍。

$1mol/L$ H_2SO_4 溶液，$KMnO_4$ 标准溶液。

四、实验内容与步骤

精密量取 3% H_2O_2 溶液 1mL，置贮有蒸馏水 20mL 的锥形瓶中，加 $1mol/L$ 的 H_2SO_4 溶液 20mL，用 $KMnO_4$ 标准溶液滴定至微红色终点，平行测定三次。

五、注意事项

1. 移取 H_2O_2 时，注意安全，不可用嘴吸移液管的方法取试样。

2. 滴定开始反应慢，故在滴定时可先快速加入 $KMnO_4$，待褪色后再慢慢滴定。

六、数据处理

根据终点时消耗 $KMnO_4$ 的体积，按下式计算过氧化氢含量：

$$H_2O_2\%(W/V) = \frac{C_{KMnO_4} \cdot V_{KMnO_4} \cdot M_{H_2O_2}}{V_S \times 1000} \times \frac{5}{2} \times 100\% \qquad (M_{H_2O_2} = 34.02g/mol)$$

V_S：H_2O_2 试样的体积（mL）。

表 8 – 2　实验报告记录格式

测 定 次 数		1	2	3
量取 H_2O_2 的体积(V_S)	mL			
试样消耗 $KMnO_4$ 标准溶液的体积(V_{KMnO_4})	mL			
$KMnO_4$ 标准溶液的浓度(C_{KMnO_4})	mol/L			
H_2O_2 的含量	%(W/V)			
相对平均偏差				

七、思考题

1. 本实验测定 H_2O_2 时为什么将市售 H_2O_2(30%)稀释后再进行测定。

2. 除 $KMnO_4$ 法外还有什么方法可以测定 H_2O_2 含量。

实验二十七　$Na_2S_2O_3$ 标准溶液的配制与标定

一、目的要求

1. 掌握 $Na_2S_2O_3$ 标准溶液的配制方法。

2. 了解置换滴定法的操作过程。

3. 学习使用碘量瓶,正确判断淀粉指示液指示终点。

二、实验原理

硫代硫酸钠标准溶液通常用 $Na_2S_2O_3 \cdot 5H_2O$ 配制,由于 $Na_2S_2O_3$ 遇酸迅速分解产生硫,配制时若水中含有较多 CO_2,则 pH 偏低,容易使配得的 $Na_2S_2O_3$ 变浑浊。若水中有微生物也能慢慢分解 $Na_2S_2O_3$,因此配制 $Na_2S_2O_3$ 溶液常用新煮沸放冷的蒸馏水,并加入少量 Na_2CO_3,使其浓度约为 0.02%,以防止 $Na_2S_2O_3$ 分解。

标定 $Na_2S_2O_3$ 可用 $K_2Cr_2O_7$、$KBrO_3$、KIO_3、$KMnO_4$ 等氧化剂,使用 $K_2Cr_2O_7$ 最方便。采用置换滴定法。先使 $K_2Cr_2O_7$ 与过量的 KI 作用,再用待标定的 $Na_2S_2O_3$ 溶液滴定析出的 I_2,第一步反应为:

$$Cr_2O_7^{2-} + 14H^+ + 6I^- \Longleftrightarrow 3I_2 + 2Cr^{3+} + 7H_2O$$

酸度较低时,反应完成较慢,酸度太高使 KI 被空气氧化成 I_2,酸度应控制在 0.6mol/L 附近,避光放置 10 分钟,反应才能定量完成,第二步反应为:

$$I_2 + 2S_2O_3^{2-} \Longleftrightarrow 2I^- + S_4O_6^{2-}$$

第一步反应析出的 I_2 用 $S_2O_3^{2-}$ 溶液滴定,用淀粉溶液作指示剂,以蓝色消失为终点。由于开始滴定时 I_2 较多,被淀粉吸附过牢,$Na_2S_2O_3$ 不易将 I_2 完全夺出,难以观察终点,因此必须在近终点时加入淀粉指示剂。

$Na_2S_2O_3$ 与 I_2 的反应只能在中性或弱酸性溶液中进行,在碱性溶液中发生副反应:

$$S_2O_3^{2-} + 4I_2 + 10OH^- \rightleftharpoons 2SO_4^{2-} + 8I^- + 5H_2O$$

而在酸性溶液中 $Na_2S_2O_3$ 又易分解：

$$S_2O_3^{2-} + 2H^+ \rightleftharpoons S\downarrow + SO_2\uparrow + H_2O$$

因此在用 $Na_2S_2O_3$ 溶液滴定前应将溶液稀释。用水稀释溶液除降低酸度外，还可使溶液中 Cr^{3+} 颜色不致太深影响终点观察。

三、仪器与试剂

1. 仪器

天平、台秤、烘箱、称量瓶、烧杯、量筒、试剂瓶、碘量瓶、酸式滴定管。

2. 试剂

可溶淀粉、Na_2CO_3（AR）、$Na_2S_2O_3 \cdot 5H_2O$（AR）、KI（AR）、$K_2Cr_2O_7$（基准试剂）。

3. 试液

HCl（1:2）。

0.5% 淀粉溶液：取可溶淀粉 0.5g，加水 5mL，搅匀后缓缓加入 100mL 沸水中，随加随搅拌，继续煮沸 2 分钟，放冷，倾取上层清液即得。用时新鲜配制，不能放置过久。

四、实验内容与步骤

1. $Na_2S_2O_3$ 溶液的配制

在 500mL 新煮沸并冷却的蒸馏水中加入 0.1g Na_2CO_3，溶解后加入 12.5g $Na_2S_2O_3 \cdot 5H_2O$，充分混合溶解后倒入棕色瓶中，放置两周再标定。

2. $Na_2S_2O_3$ 溶液的标定

取在 120℃ 干燥至恒重的基准 $K_2Cr_2O_7$ 0.12g，精密称定，置碘量瓶中，加蒸馏水 25mL 使溶解，加入 KI 2g，溶解后加蒸馏水 25mL，HCl 溶液 5mL，摇匀，密塞，用水封口，在暗处放置 10 分钟，用 50mL 蒸馏水稀释溶液，用 $Na_2S_2O_3$ 溶液滴定至近终点时，加淀粉指示液 2mL，继续滴定至蓝色消失而显亮绿色终点，平行测定四次。

五、注意事项

1. KI 必须过量，其作用有：①降低 E_{I_2/I^-} 的电极电位，使电位差加大，加速反应并定量完成；②使生成的 I_2 溶解；③防止 I_2 的挥发，但浓度不能超过 2% ~ 4%，因 $[I^-]$ 太高，淀粉指示剂的颜色转变不灵敏。

2. 酸度对滴定有影响，要求在滴定过程中控制在 0.2 ~ 0.4mol/L 之间，因此滴定前应用水稀释。

六、数据处理

根据终点时消耗 $Na_2S_2O_2$ 标准溶液的体积，按下式计算硫代硫酸钠标准溶液的浓度：

$$C_{NaS_2O_3} = \frac{m_{K_2Cr_2O_7} \times 1000}{V_{Na_2S_2O_3} \times M_{K_2Cr_2O_7} \times \frac{1}{6}} \qquad (M_{K_2Cr_2O_7} = 294.18 g/mol)$$

$m_{K_2Cr_2O_7}$：$K_2Cr_2O_7$ 的质量(g)。

表 8-3 实验报告记录格式($K_2Cr_2O_7$ 标定 $Na_2S_2O_3$ 溶液)

测 定 次 数		1	2	3	4
(称量瓶 + $K_2Cr_2O_7$) 质量	g				
(称量瓶 + 剩余 $K_2Cr_2O_7$) 质量	g				
$K_2Cr_2O_7$ 质量	g				
消耗 $Na_2S_2O_3$ 标准溶液的体积($V_{Na_2S_2O_3}$)	mL				
$Na_2S_2O_3$ 标准溶液的浓度($C_{Na_2S_2O_3}$)	mol/L				
相对平均偏差					

七、思考题

1. 配制 $Na_2S_2O_3$ 溶液时，为什么要加 Na_2CO_3？为什么用新煮沸放冷的蒸馏水？

2. 称 K_2Cr_2O7、KI，量 H_2O 及 HCl 各用什么量器？

实验二十八 I_2 标准溶液的配制与标定

一、目的要求

1. 掌握碘标准溶液的配制方法和注意事项。

2. 了解直接碘量法的操作过程。

二、实验原理

I_2 在水中的溶解度很小(0.02g/100mL)，在有大量 KI 存在时，I_2 与 I^- 形成可溶性 I_3^- 配位离子，这样既增大了 I_2 的溶解度又降低了 I_2 的挥发性。

少量盐酸存在下，可使碘化钾中可能存在的碘酸钾与碘化钾作用生成碘，以消除碘酸钾对滴定的影响。

I_2 溶液可用升华制得的纯碘直接配制，通常用市售碘配成近似浓度的待标液，用 $Na_2S_2O_3$ 标准溶液或三氧化二砷基准物标定。

$$I_2 + 2S_2O_3^{2-} \rightleftharpoons 2I^- + S_4O_6^{2-}$$

或

$$As_2O_3 + 6NaOH \rightleftharpoons 2Na_3AsO_3 + 3H_2O$$

$$AsO_3^{3-} + I_2 + H_2O \rightleftharpoons AsO_4^{3-} + 2I^- + 2H^+$$

由于 I_2 不能在强碱性溶液中进行滴定，故标定在 $pH \approx 8$ 的溶液中进行，通常在 $NaHCO_3$ 溶液中标定。

三、仪器与试剂

1. 仪器

分析天平、台秤、烘箱、称量瓶、量筒、试剂瓶、碘量瓶、酸式滴定管、垂熔玻璃漏斗。

2. 试剂

I_2（AR）、KI（AR）、浓 HCl（AR）、As_2O_3（基准试剂）、$NaHCO_3$（AR）。

3. 试液

$Na_2S_2O_3$ 标准溶液、淀粉指示液、NaOH 溶液（1mol/L）、H_2SO_4 溶液（1mol/L）、酚酞指示液（0.2% 乙醇溶液）。

四、实验内容与步骤

1. 0.05mol/L I_2 溶液的配制

取 I_2 7g，加 18g KI 及 25mL 水充分搅拌溶解后，加浓 HCl 3 滴。用蒸馏水稀释至 500mL，摇匀，用垂熔玻璃滤器过滤后贮存于棕色试剂瓶中。

2. I_2 溶液的标定

（1）用 $Na_2S_2O_3$ 标准溶液标定：精密量取 I_2 溶液 25.00mL，加蒸馏水 100mL 及 1:2 HCl 溶液 5mL，用 $Na_2S_2O_3$ 标准溶液滴定，近终点时加淀粉指示液 2mL，继续滴定至蓝色消失为终点。平行测定四次。

（2）用 As_2O_3 基准物标定：取在 105℃ 干燥至恒重的基准 As_2O_3 约 0.1g，精密称定，加 1mol/L 的 NaOH 溶液 10mL 使溶解，加水 20mL 与酚酞指示液 1 滴，滴加 1mol/L H_2SO_4 使酚酞粉红色刚褪去，然后加 $NaHCO_3$ 2g，蒸馏水 50mL，淀粉指示液 2mL，用 I_2 溶液滴定至溶液呈浅蓝色为终点。平行测定四次。

五、注意事项

1. I_2 必须在浓 KI 溶液中溶解后方可稀释。

2. 配制好的 I_2 溶液必须放在棕色瓶中，并用玻璃塞塞好。

六、数据处理

1. 根据终点时消耗 $Na_2S_2O_3$ 标准溶液的体积及 $Na_2S_2O_3$ 标准溶液的浓度计算 I_2 标准溶液的浓度。

2. 根据终点时消耗 I_2 标准溶液的体积，按下式计算 I_2 标准溶液的浓度：

$$C_{I_2} = \frac{m_{As_2O_3} \times 1000}{V_{I_2} \times \dfrac{M_{As_2O_3}}{2}} \qquad (M_{As_2O_3} = 197.8 g/mol)$$

$m_{As_2O_3}$：As_2O_3 的质量（g）。

表 8-4   实验报告记录格式(As$_2$O$_3$ 标定 I$_2$ 溶液)

测 定 次 数		1	2	3	4
(称量瓶 + As$_2$O$_3$)质量	g				
(称量瓶 + 剩余 As$_2$O$_3$)质量	g				
As$_2$O$_3$ 质量	g				
消耗 I$_2$ 标准溶液的体积(V_{I_2})	mL				
I$_2$ 标准溶液的浓度(C_{I_2})	mol/L				
相对平均偏差					

七、思考题

1. 配制 I$_2$ 溶液时为什么要加 KI 和少量水充分搅拌?

2. 标定 I$_2$ 溶液可以用 Na$_2$S$_2$O$_3$ 标准溶液,标定 Na$_2$S$_2$O$_3$ 溶液可否用 I$_2$ 标准溶液?指示剂应何时加入? 为什么?

3. I$_2$ 溶液应盛装在什么滴定管中?

实验二十九   胆矾中硫酸铜的含量测定

一、目的要求

1. 掌握置换碘量法测定铜盐含量的原理和方法。

2. 巩固碘量法操作。

二、实验原理

在弱酸性溶液中,Cu^{2+} 与过量 KI 作用,析出等量的 I$_2$:

$$2Cu^{2+} + 4I^- \rightleftharpoons 2CuI \downarrow + I_2$$

$$n_{Cu^{2+}} : n_{I_2} = 2:1$$

生成 I$_2$ 的量,决定于试样中 Cu^{2+} 的含量,析出的 I$_2$ 以淀粉为指示剂,用 Na$_2$S$_2$O$_3$ 标准溶液滴定:

$$I_2 + 2S_2O_3^{2-} \rightleftharpoons 2I^- + S_4O_6^{2-}$$

$$n_{I_2} : n_{S_2O_3^{2-}} = 1:2$$

$$故\ n_{Cu^{2+}} : n_{S_2O_3^{2-}} = 1:1$$

三、仪器与试剂

1. 仪器

天平、台秤、称量瓶、量筒、碘量瓶、酸式滴定管。

2. 试剂

胆矾试样、KI(AR)、硫氰化钾(AR)、醋酸(AR，36% ~ 37% ，g/g)、可溶淀粉。

3. 试液

$Na_2S_2O_3$ 标准溶液、0.5% 淀粉指示液、10% 硫氰化钾。

四、实验内容与步骤

取胆矾试样 0.5g，精密称定，置碘量瓶中，加入蒸馏水 50mL，溶解后加醋酸 4mL，碘化钾 2g，立即密塞摇匀。用 $Na_2S_2O_3$ 标准溶液滴定，滴定至淡黄色时加入淀粉指示液 2mL，继续滴定至淡蓝色时，加硫氰化钾溶液 5mL，摇动，此时溶液蓝色变深，再用 $Na_2S_2O_3$ 标准溶液继续滴定至蓝色消失。平行测定三次。

五、注意事项

1. 为了防止铜盐水解，需加醋酸成微酸性。

2. 反应中生成的 CuI 沉淀吸附铜，使终点难观察而影响结果的准确度，若在近终点时加入硫氰化钾或硫氰化铵，使 CuI 转变为溶解度更小的 CuSCN 沉淀，使原来吸附在 CuI 沉淀上的 I_2 释放出来，从而使反应完全，终点易观察。

六、数据处理

根据终点时消耗 $Na_2S_2O_3$ 标准溶液的体积，按下式计算硫酸铜的含量：

$$CuSO_4 \cdot 5H_2O\% = \frac{C_{Na_2S_2O_3} V_{Na_2S_2O_3} M_{CuSO_4 \cdot 5H_2O}}{S \times 1000} \times 100\% \quad (M_{CuSO_4 \cdot 5H_2O} = 249.71g/mol)$$

S：试样的质量(g)。

表 8-5 实验报告记录格式

平行测定次数		1	2	3
(称量瓶 + 试样) 质量	g			
(称量瓶 + 剩余试样) 质量	g			
试样质量	g			
试样消耗 $Na_2S_2O_3$ 标准溶液的体积($V_{Na_2S_2O_3}$)	mL			
$Na_2S_2O_3$ 标准溶液的浓度($C_{Na_2S_2O_3}$)	mol/L			
$CuSO_4 \cdot 5H_2O$	%			
相对平均偏差				

七、思考题

1. 本实验为什么在弱酸性溶液中进行？能否在强酸性(或碱性)溶液中进行？

2. 滴定 $CuSO_4 \cdot 5H_2O$ 时，为什么不能过早加入淀粉溶液？

实验三十　维生素 C 的含量测定

一、目的要求

1. 通过维生素 C 的含量测定了解用 I_2 标准溶液进行滴定的过程。
2. 进一步掌握碘量法操作。

二、实验原理

用 I_2 标准溶液可以直接测定一些还原性物质。在稀酸性溶液中维生素 C 与 I_2 反应如下：

$$C-C=C-C-\overset{H}{\underset{OH}{C}}-CH_2OH + I_2 \rightleftharpoons C-C-C-C-\overset{H}{\underset{OH}{C}}-CH_2OH + 2HI$$

维生素 C 分子中的二烯醇被 I_2 氧化成二酮基，反应进行得很完全。由于维生素 C 的还原性很强，易被空气氧化，特别是在碱性溶液中更易被氧化，所以加稀 HAc，使保持在稀酸性溶液中，以减少副反应。

三、仪器与试剂

1. 仪器

分析天平、台秤、称量瓶、量筒、碘量瓶、酸式滴定管。

2. 试剂

HAc（AR）、可溶淀粉、维生素 C 药片。

3. 试液

I_2 标准溶液、稀 HAc、0.5% 淀粉指示液。

四、实验内容与步骤

取维生素 C 药品 0.2g，精密称定，置于碘量瓶中，加新煮沸过的冷蒸馏水 100mL 与稀 HAc 10mL 混合使溶解。加淀粉指示液 1mL，立即用 I_2 标准溶液滴定至呈持续蓝色为终点。平行测定三次。

五、注意事项

1. 维生素 C 在稀酸（pH4.5～6）溶液中较稳定，但试样溶于稀 HAc 后仍应立即滴定。
2. 维生素 C 在有水和潮湿情况下易分解成糖醛。

六、数据处理

根据终点时消耗 I_2 标准溶液的体积，按下式计算维生素 C 的含量：

$$C_6H_8O_6\% = \frac{C_{I_2} V_{I_2} M_{C_6H_8O_6}}{S \times 1000} \times 100\% \qquad (M_{C_6H_8O_6} = 176.12 \text{g/mol})$$

S：试样的质量(g)。

表 8-6 实验报告记录格式

平行测定次数		1	2	3
(称量瓶 + 试样)质量	g			
(称量瓶 + 剩余试样)质量	g			
试样的质量	g			
试样消耗 I_2 标准溶液的体积(V_{I_2})	mL			
I_2 标准溶液的浓度(C_{I_2})	mL/L			
维生素 C 的含量	%			
相对平均偏差				

七、思考题

1. 为什么维生素 C 含量可以用直接碘量法测定？
2. 溶解试样时为什么用新煮沸过的冷蒸馏水？
3. 维生素 C 本身就是一个酸，为什么滴定时还要加酸？

实验三十一 苯酚的含量测定

一、目的要求

1. 熟悉 $KBrO_3$ 法测定苯酚含量的原理、方法。
2. 熟悉 $KBrO_3$ 法标准溶液浓度的确定方法。

二、实验原理

$KBrO_3$ 与 KBr 在酸性介质中反应，产生定量的 Br_2，使其与苯酚发生取代反应，生成稳定的三溴酚。剩余的 Br_2 用过量的 KI 还原，生成一定量的 I_2，再用 $Na_2S_2O_3$ 标准溶液滴定该一定量的 I_2。反应如下：

$$BrO_3^- + 5Br^- + 6H^+ \rightleftharpoons 3Br_2(黄) + 3H_2O$$

$$C_6H_5OH + 3Br_2 \rightleftharpoons C_6H_2Br_3OH + 3Br^- + 3H^+$$

$$Br_2(剩余) + 2KI \rightleftharpoons I_2 + 2KBr$$

$$I_2 + 2S_2O_3^{2-} \rightleftharpoons 2I^- + S_4O_6^{2-}$$

同时进行空白试验，根据空白试验消耗 $Na_2S_2O_3$ 标准溶液的量，确定 $KBrO_3$ 标准溶液的浓度。

由反应知：

$$1\,mol\ KBrO_3 \Longleftrightarrow 3\,mol\ Br_2 \Longleftrightarrow 1\,mol\ C_6H_5OH \Longleftrightarrow 3\,mol\ I_2 \Longleftrightarrow 6\,mol\ Na_2S_2O_3$$

三、仪器与试剂

1. 仪器

分析天平、托盘天平、移液管、容量瓶、滴定管、碘量瓶。

2. 试剂

$KBrO_3$（基准品或分析纯）、KBr（AR）、苯酚试样。

3. 试液

0.02000 mol/L $KBrO_3$ – KBr 标准溶液：准确称取 2.7835g $KBrO_3$，加入 10g KBr，加适量蒸馏水使之溶解，定量转入 1000mL 容量瓶中，加水稀释至刻度，摇匀备用。

0.1000 mol/L $Na_2S_2O_3$ 标准溶液、0.5% 淀粉水溶液、HCl 溶液（1∶1）、10% NaOH 溶液。

四、实验内容与步骤

取 0.2～0.3g 苯酚试样，精密称定。加水 100mL 和 10% NaOH 溶液 5mL，再加少量水使溶解。定量转入 250mL 容量瓶中，加水稀释至刻度，摇匀。精密量取此试液 25mL 于碘量瓶中，加入 10.00mL $KBrO_3$ – KBr 标准溶液，10mL HCl 溶液（1∶1），密塞，混匀，静置 10 分钟。加入 1g KI，振摇使溶解，5 分钟后，用 0.1000 mol/L $Na_2S_2O_3$ 溶液滴定，至溶液呈浅黄色时，加入淀粉指示剂 1～2mL，继续滴定至蓝色恰好消失为终点。

五、注意事项

1. 反应时间应予控制，否则会反应不完全，导致结果错误。

2. 若 $KBrO_3$ – KBr 溶液准确浓度未知，应通过空白试验，用 $Na_2S_2O_3$ 标准溶液予以确定。

3. 应在滴定至近终点时加入淀粉指示剂。

六、数据处理

根据实验中的相关数据按下式计算苯酚百分含量：

$$苯酚\% = \frac{\left[(CV)_{KBrO_3} - \dfrac{1}{6}(CV)_{Na_2S_2O_3} \right] \times \dfrac{M_{C_6H_5OH}}{1000}}{\dfrac{S}{250} \times 25} \times 100\%$$

S：试样的质量（g）。　　　$(M_{C_6H_5OH} = 94.11\,g/mol)$

表 8 – 7 实验报告记录格式

测 定 次 数		1	2	3
试样的质量	g			
消耗 Na$_2$S$_2$O$_3$ 的体积	mL			
苯酚	%			
相对平均偏差				

七、思考题

1. 为何要加 10% NaOH 溶液？

2. 为何不用 Na$_2$S$_2$O$_3$ 标准溶液直接滴定剩余的 Br$_2$？

3. 加入 10mL HCl 溶液并密塞，静置时，有何现象产生？为什么？

4. 用本方法测定苯酚含量时，主要误差来源有哪些？如何避免？

5. 苯酚含量测定的意义何在？

第九章
电位法及双指示电极电流滴定法

实验三十二 溶液 pH 的测定

一、目的要求

1. 掌握用 pH 计测定溶液 pH 的方法。
2. 了解 pH 计的工作原理。

二、实验原理

电位法测量溶液的 pH，常以 pH 玻璃电极为指示电极(接酸度计的负极)，饱和甘汞电极为参比电极(接酸度计的正极)，与被测溶液组成电池。

$(-)$Ag$|$AgCl(s)，HCl$(0.1\text{mol/L})|$H$^+(x\text{mol/L})\|$KCl(饱和)，Hg$_2$Cl$_2(s)|$Hg$(+)$

      玻璃电极   被测液   盐桥   甘汞电极

pH 玻璃电极的电位随溶液中 H$^+$ 浓度的不同而不同，而饱和甘汞电极的电位保持相对稳定，在零电流条件下，测得电池的电动势 E 是 pH 的直线函数：

$$E = K' + 0.059\ \text{pH}(25\text{℃})$$

由测得的电动势 E 就能计算出被测溶液的 pH 值，但因上式中的常数 K'(玻璃电极常数)是由内外参比电极电位及难于计算的不对称电位和液接电位所决定的常数，实际不易求得，因此在实际工作中，采用相对方法。即先用已知 pH 值的标准缓冲溶液来校正酸度计(也叫"定位")。

测出标准缓冲溶液的电动势 Es：

$$E\text{s} = K\text{s}' + 0.059\text{pHs}(25\text{℃})$$

然后在相同测定条件下，测定待测溶液的电动势 Ex：

$$E\text{x} = K\text{x}' + 0.059\text{pHx}(25\text{℃})$$

上述两式相减可得：

$$\text{pHx} = \text{pHs} + (E\text{x} - E\text{s})/0.059(25\text{℃})$$

pHs 已知，通过测定 Es 和 Ex，无需知道常数 K 即可直接测出待测溶液的 pH 值。需注意，校正时应选用与被测溶液的 pH 值接近的标准缓冲溶液，以减少在测量过程中可能由于液接电位、不对称电位及温度等变化而引起的误差。一支电极应该用两种不同 pH 值的缓冲溶液校正。在用一种 pH 值的缓冲溶液定位后，测第二种缓冲溶液的 pH 值时，误差应在 0.05 之内。由此可见，pH 的测量是相对的，测量结果的准确度受标准缓冲溶液 pHs 值的准确度影响。

三、仪器与试剂

1. 仪器

pHs－2 型(或 pHs－3C 型、pHs－25 型)pH 计、pH 玻璃电极、饱和甘汞电极、烧杯、温度计等。

2. 试剂与试液

pH 标准缓冲溶液、待测溶液(如自来水、醋酸溶液)。

四、实验内容与步骤

1. 安装电极

按照 pH 计说明书进行安装和操作。将玻璃电极、参比电极分别插入相应的插座中。一般玻璃电极接负接口,饱和甘汞电极接正接口。电极插入溶液时,玻璃电极的玻璃球底部略高于甘汞电极底部,以免损坏玻璃球。

2. 预热

将仪器分析开关置"pH"档接通电源,预热数分钟。

3. 温度补偿

测定标准缓冲溶液的温度,调节温度补偿钮,使所指示的温度与被测溶液的温度相同。

4. 仪器调零与校正

按下"－mV"键,将分档开关放在"0"位,调节"调零"调节器,使电表指针在 1.00。将分档开关拨到"校正"位,调节校正调节器,使电表指针在 2.00。将分档转回"0"位。

5. 定位

将电极系统插入已知 pHs 的标准缓冲溶液中,用定位旋钮调节,使 pH 读数为 pHs。

6. 检验

用定位好的 pH 计测量另一种标准缓冲溶液的 pH,观察测定值与理论值的差值。所选用的标准缓冲液与定位时用的缓冲液 pH 值应相差约 3 个 pH 单位,误差在 ±0.1pH 之内。

7. 待测溶液 pH 的测定

将电极取出,用待测溶液将电极和烧杯冲洗 6～8 次。测量待测液的温度,调节温度补偿钮,使所指示的温度与待测溶液的温度相同。将电极浸于待测液中,待读数稳定后,读值记录 pHx,平行测定三次。

8. 实验结束

关闭酸度计电源开关,拔出电源插头。取出玻璃电极用蒸馏水清洗干净后泡在蒸馏水中。取出甘汞电极,用蒸馏水清洗,再用滤纸吸干外壁水分,套上小胶帽存放盒内。

五、注意事项

1. 新玻璃 pH 电极或长期干储存的电极,在使用前应在蒸馏水中浸泡 24 小时后才能使用。pH 电极在停用时,亦将电极的敏感部分浸泡在蒸馏水中。

2. 玻璃电极下端的玻璃球很薄,所以切忌与硬物接触,一旦破裂,电极则完全失效。

3. 玻璃 pH 电极和甘汞电极在使用时，必须注意内电极与球泡之间及参比电极内陶瓷芯附近是否有气泡存在，如有必须除去。

4. 用标准溶液标定时，首先要保证标准缓冲溶液的精度，否则将引起严重的测量误差。校准仪器时应尽量选择与被测溶液 pH 值接近的标准缓冲溶液，pH 相差不应超过 3 个单位。

5. 一般玻璃电极测定偏碱性溶液时，应用 pH6.86 和 pH9.18 标准缓冲液来校正仪器；测定偏酸性溶液时，应用 pH4.00 和 pH6.86 标准缓冲液来校正仪器。

6. 用玻璃电极测定碱性溶液时，尽量快速测量。对于 pH > 9 的溶液的测定，应使用高碱玻璃电极。在测定胶体溶液、蛋白质或染料溶液后，玻璃电极宜用棉花或软纸沾乙醚小心地轻轻擦拭，然后用酒精洗，最后用水洗。电极若沾有油污，应先浸于酒精中，其次移至于乙醚或四氯化碳中，然后再移至酒精中，最后用水洗。

7. 饱和甘汞电极应及时补充内充液(饱和 KCl 溶液)，以防电极损坏；使用时需将加液口的小橡皮塞及最下端的橡皮套取下，以保持足够的电位差，用完后再套好；电极内充液中如有气泡应轻轻振荡除去。

8. 校正仪器的标准缓冲溶液与待测溶液的温度相差不应大于 1℃。

9. 常温电极一般在 5℃ ~ 60℃温度范围内使用。如果在低于 5℃ 或高于 60℃ 时使用，应分别选用特殊的低温电极或高温电极。

10. 仪器使用后，电源开关应在关处，量程选择开关应在"0"处。

六、数据处理

	1	2	3	平均值
待测溶液 I pHx				
待测溶液 II pHx				

七、思考题

1. pH 计为什么要用已知 pH 值的标准缓冲溶液校正？校正时应注意哪些问题？

2. 标准缓冲溶液的 pH 值受哪些因素影响？如何保证其 pH 值恒定不变？

3. 测定溶液的 pH 值时，除饱和甘汞电极外，还有哪些电极可用作参比电极？除玻璃电极外，还有哪些电极可用作指示电极？

4. 玻璃电极在使用前应如何处理？为什么？用后的玻璃电极应如何清洗干净？

附注

常用标准缓冲溶液的配制：

1. pH 为 4.00 的标准缓冲溶液(25℃)：称取在 110℃烘干 1 ~ 2 小时的邻苯二甲酸氢钾($KHC_8H_4O_4$)10.21g，在烧杯中溶解后，移至 1000mL 容量瓶中，稀释至刻度，摇匀。

2. pH 为 6.86 的标准缓冲溶液(25℃)：称取磷酸二氢钾(KH_2PO_4)3.39g 和磷酸二氢钠(Na_2HPO_4)3.35g 于烧杯中，用水溶解，移至 1000mL 容量瓶中，稀释至刻度，摇匀。

3. pH 为 9.18 的标准缓冲溶液(25℃)：称取硼砂($Na_2B_4O_7 \cdot 10H_2O$)3.80g，在烧杯溶解后，移至 1000mL 容量瓶中，稀释至刻度(所用蒸馏水需煮沸以除去 CO_2)，摇匀，转入洁净、干燥的塑料瓶中保存。

实验三十三　磷酸的电位滴定

一、目的要求

1. 掌握酸碱电位滴定法的原理和方法，观察 pH 突跃和酸碱指示剂变色的关系。
2. 掌握 phs – 2 型酸度计的使用方法。
3. 学会绘制电位滴定曲线并由电位滴定曲线(或数据)确定终点。
4. 学会用电位滴定法测定 H_3PO_4 溶液的浓度。
5. 了解用电位滴定法测定 H_3PO_4 的 pK_{a_1} 和 pK_{a_2} 的方法。

二、基本原理

电位滴定法是根据滴定过程中计量点附近电池电动势或指示电极电位产生突跃，从而确定终点的一种分析方法。

磷酸的电位滴定可采用 NaOH 标准溶液作为滴定剂，饱和甘汞电极(SCE)作为参比电极，玻璃电极作为指示电极进行滴定，在滴定过程中，随着滴定剂的加入，磷酸与滴定剂发生反应，溶液的 pH 不断变化，用 pH 计测定滴定过程中溶液的 pH 值，在滴定终点，pH 值突变引起电位突变，以此来判断滴定终点。

pH 玻璃电极电位响应与溶液 pH 值的关系是：

$$E_{玻} = E_{内参比} + E_{膜} = K' + \frac{2.303RT}{F}\lg\alpha_{H^+} = K' - \frac{2.303RT}{F}pH$$

以 SCE 为参比电极，电池电动势与 pH 的关系为

$$E_{MF} = E_{SCE} - E_{玻} = K'' + \frac{2.303RT}{F}pH$$

由加入滴定剂的体积 V 和测得的相应的 pH 值可绘制 pH – V 曲线。通过记录 V 及相应的 pH 值，按 pH – V、$\Delta pH/\Delta V - \bar{V}$，$\Delta^2 pH/\Delta V^2 - V$ 作图法确定滴定终点 V_{ep}，从而求得 H_3PO_4 试液的浓度和离解常数。

在 H_3PO_4 滴定至第一计量点前，溶液由 $H_3PO_4 - H_2PO_4^-$ 组成，当 H_3PO_4 滴定至第一计量点(SP_1)时，溶液由 $H_2PO_4^- - HPO_4^{-2}$ 组成，它们都是由共轭酸碱对组成的缓冲溶液。当滴定至 $1/2 V_{sp1}$ 时，由于 $C_{H_3PO_4} = C_{H_2PO_4^-}$，按缓冲溶液 pH 计算的最简式为 pH = pK_{a1}。由于磷酸的 K_{a1} 较大，最好采用近似值计算 pK_{a1}：

$$pH = pK_{a1} - \lg \frac{C_{H_3PO_4} - [H^+]}{C_{H_2PO_4^-} + [H^+]} \quad\quad (1)$$

式(1)中 $C_{H_3PO_4}$ 和 $C_{H_2PO_4^-}$ 分别是滴定至 $\frac{1}{2}V_{sp1}$ 时 H_3PO_4 和 $H_2PO_4^-$ 的浓度。

同理 pK_{a2} 可采用以下近似式计算：

$$pH = pK_{a2} - \lg \frac{C_{H_2PO_4^-} + [OH^-]}{C_{HPO_4^{2-}} - [OH^-]} \quad\quad (2)$$

式(2)中 $C_{H_2PO_4^-}$ 和 $C_{HPO_4^{2-}}$ 分别是滴定至 $[V_{sp1} + \frac{1}{2}(V_{sp2} - V_{sp1})]$ 时，$H_2PO_4^-$ 和 HPO_4^{2-} 的浓度。在实验中测定 pK_{a1} 和 pK_{a2} 时，是以 V_{ep1} 和 V_{ep2} 分别代替 V_{sp1} 和 V_{sp2}，式(1)和式(2)中 H_3PO_4、$H_2PO_4^-$、HPO_4^{2-} 各组分的浓度要准确。因此临用前应标定 NaOH 标准溶液的浓度，且标准溶液中不应含有 CO_3^{2-} 离子，盛装 H_3PO_4 试液的烧杯应干燥，H_3PO_4 试液的初体积要准确，滴定中不要随意加水。

用电位滴定法测定 H_3PO_4 的 pK_{a1} 是由电位滴定曲线确定 V_{sp1}，计算出 H_3PO_4 的初始浓度，在滴定曲线上找到 $\frac{1}{2}V_{sp1}$ 所对应的 pH 值，计算此时的 $C_{H_3PO_4}$ 和 $C_{H_2PO_4^-}$，代入式(1)计算 pK_{a1}，按同样的方法测定 H_3PO_4 的 pK_{a2}。

若以甲基橙为指示剂(pH4.0~5.0)指示第一计量点的到达，酚酞作指示剂(pH 9.0~10.0)指示第二计量点的到达，可比较电位突跃时指示剂的变色情况。

电位滴定装置如图 9-1 所示。NaOH 滴定 H_3PO_4 的电位滴定曲线如图 9-2 所示。

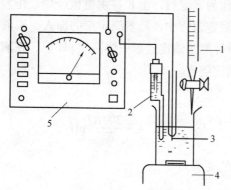

图 9-1　电位滴定装置示意图
1. 滴定管　2. 参比电极　3. 指示电极
4. 电磁搅拌器　5. pH-mV 计

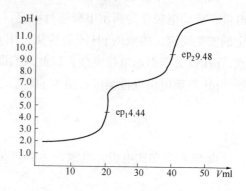

图 9-2　0.1mol/L NaOH 滴定0.1mol/L
H_3PO_4 电位滴定曲线

三、仪器与试剂

1. 仪器

精密酸度计、复合玻璃电极、移液管、碱式滴定管、烧杯。

2. 试剂

氢氧化钠(AR)、磷酸试样、甲基橙指示剂、酚酞指示剂。

3. 试液

NaOH 标准溶液(0.1mol/L)、H$_3$PO$_4$ 试样溶液(0.1mol/L)、混合磷酸盐标准缓冲溶液(pH 6.8)、邻苯二甲酸氢钾标准缓冲溶液、0.2% 甲基橙指示液、0.2% 酚酞指示液。

标准缓冲液的配制：

（1）混合磷酸盐标准缓冲溶液(pH 6.8)：分别称取在 115℃ ±5℃ 干燥 2~3 小时的磷酸氢二钠(Na$_2$HPO$_4$)3.549g 和磷酸二氢钾(KH$_2$PO$_4$)3.402g，在烧杯中溶解后转入容量瓶中稀释至 1000mL。

（2）邻苯二甲酸氢钾标准缓冲溶液：称取在 115℃ ±5℃ 干燥 2~3 小时的邻苯二甲酸氢钾(KHC$_8$H$_4$O$_4$)10.12g，在烧杯中溶解后转入容量瓶中稀释至 1000mL。

四、实验内容与步骤

1. 预热仪器，按照仪器使用说明安装电极，调节零点。用邻苯二甲酸氢钾(pH = 4.003，25℃)和硼砂(pH = 9.182，25℃)〔或磷酸二氢钾/磷酸氢二钠标准缓冲溶液(pH = 6.864，25℃)〕两种标准缓冲溶液校正仪器，洗净电极。

2. 将临用前标定的 0.1mol/L 的 NaOH 标准溶液装入碱式滴定管中，准确移取 H$_3$PO$_4$ 试样溶液 20.00mL 于烧杯中，放入搅拌磁子，插入玻璃电极和 SCE(电极头须浸入溶液中)。为便于观察终点，滴加甲基橙、酚酞指示剂各 2 滴，开动电磁搅拌器，测定并记录滴定前 H$_3$PO$_4$ 溶液的 pH 值。

3. 用 0.1mol/L 的 NaOH 标准溶液进行滴定。开始取较大加入量(5mL、5mL、2mL、2mL)，每加入一次 NaOH 标准溶液，测定一次溶液的 pH 值，然后每加 1mL 测量其相应的 pH 值，待 pH 值接近 4~5 时，即接近第一计量点(借助甲基橙指示剂的变色来判断)，此时加入 NaOH 标准溶液引起溶液 pH 值变化逐渐增大，应每滴加 1~2 滴 NaOH，测一次 pH 值。当 pH > 5 时，又取较大加入量(1mL，1mL，…，2mL，2mL，…，5mL，5mL，…)，直至溶液 pH 值接近第二计量点时(借助酚酞指示剂的变色来判断)，又每加 1~2 滴 NaOH 标准溶液测一次 pH 值。当 pH > 10 时，又取较大量加入(1mL，1mL，…，2mL，2mL，…，5mL，5mL，…)，直至测定溶液的 pH 值约为 11.0，可停止滴定。将所测数据记录下来。

4. 实验完毕后，取下电极洗净、放好，关上电源，将酸度复原。

五、注意事项

1. 电极安装时，先安装甘汞电极后再安装玻璃电极，且玻璃电极下端略高于甘汞电极。必须保持电极的引出端清洁、干燥。

2. 校准酸度计时应尽量选择与被测溶液 pH 值接近的标准缓冲液，pH 值相差不应超过 3 个单位；定位后，定位旋钮不得再转动位置，否则应重新定位。

3. 更换电极接触的溶液时，应先用水淋洗电极，并用滤纸吸去电极上的水。

4. 开始滴定至计量点前，可每次滴加 2~5mL NaOH 溶液；近计量点附近(加入 NaOH 溶液引起溶液 pH 值变化逐渐增大)时每次加入 NaOH 溶液体积逐渐减小，在计量点前后，每加入 1 ~ 2 滴(准确读取体积)即测量一次 pH 值；滴过第一个突跃，又可重复前面的滴定操作手续。

六、数据处理

根据所得数据，绘制 pH – V，$\Delta pH/\Delta V$ – $\bar{V}$、$\Delta^2 pH/\Delta V^2$ – V 曲线，确定终点(V_{ep_1} 和 V_{ep_2})，计算 H_3PO_4 试液的浓度；计算 H_3PO_4 的 pK_{a1} 和 pK_{a2} 并与文献值(见下表表注)比较：

表 9 – 1   实验报告记录格式

加入 NaOH 的体积(V_{NaOH}) mL	
pH 值	
$\Delta pH/\Delta V$	
$\Delta^2 pH/\Delta V^2$	
H_3PO_4 的浓度 mol/L	
pK_{a1}	
pK_{a2}	

注：H_3PO_4 的 pK_{a1} 和 pK_{a2} 的文献值分别为 2.12 和 7.20

七、思考题

1. H_3PO_4 是三元酸，为何在 pH – V 滴定曲线上只出现两个"突跃"？

2. 为什么邻苯二甲酸氢钾和硼砂溶液可作为标准 pH 缓冲溶液？

3. 在滴定过程中指示剂指示的终点与电位法的终点是否一致？

4. 如何根据 pH – V，$\dfrac{\Delta pH}{\Delta V}$ – $\bar{V}$，$\dfrac{\Delta^2 pH}{\Delta V^2}$ – V 作图法确定计量点？

5. 测定的 H_3PO_4 的 pK_{a1}、pK_{a2} 准确度如何？与文献值有无差异？为什么？

6. 理论上用 NaOH 滴定 H_3PO_4 时 $V_{sp2} = 2V_{sp1}$，实际测得的 V_{ep_1} 和 V_{ep_2} 符合这一关系吗？为什么？

7. 通过实验和数据处理，如何体会计量点前后加入 NaOH 小份体积以相等为好？

表 9 – 2   标准缓冲溶液在不同温度的 pH 值

温度(℃)	草酸三氢钾标准缓冲液	邻苯二甲酸氢钾标准缓冲液	磷酸盐标准缓冲液(pH6.8)	磷酸盐标准缓冲液(pH7.4)	硼砂标准缓冲液
0	1.67	4.01	6.98	7.52	9.46
5	1.67	4.00	6.95	7.49	9.39
10	1.67	4.00	6.92	7.47	9.33
15	1.67	4.00	6.90	7.44	9.28
20	1.68	4.00	6.88	7.43	9.23
25	1.68	4.00	6.86	7.41	9.18
30	1.68	4.01	6.85	7.40	9.14
35	1.69	4.02	6.84	7.39	9.10
40	1.69	4.03	6.84	7.38	9.07
45	1.70	4.04	6.83	7.38	9.04
50	1.71	4.06	6.83	7.38	9.02

附：常用国产酸度计使用方法介绍

一、pHs－2 型酸度计的使用方法

(一)测定溶液 pH 值的方法

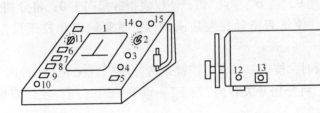

图 9－3　pHs－2 型酸度计示意图

1. 指示表　2. pH-mV 分档开关　3. 校正旋钮　4. 定位旋钮　5. 读数开关
6. 电源按键　7. pH 按键　8. ＋mV 按键　9. －mV 按键　10. 零点调节器
11. 温度补偿器　12. 保险丝　13. 电源接口　14. 甘汞电极接线柱　15. 玻璃电极插口

1. 仪器预热和电极安装

(1) 接通电源,按下"pH"键,这时左上角的指示灯亮,预热 30 分钟。

(2) 安装电极,将电极安装在电极杆上,玻璃电极接负极,指示电极接正极。

2. 仪器校准

(1) 调节"温度"旋钮,使指示温度与被测溶液的温度相同。

(2) 将量程"分档"开关置"6",调节"零点"钮,使仪表指针指向 pH"1"。

(3) 将"分档"开关转向"校正",调节"校正"钮,使仪表指针在满刻度(每次调节需待半分钟使指针稳定)。若达不到满刻度 2.0,重复(2)、(3)操作至符合要求。

(4) 定位:在烧杯内放入 pH 标准缓冲溶液,将电极浸入溶液中,"分档"开关调至标准缓冲溶液的 pH 范围内,按下"读数"按键,调节"定位"钮,使仪表头上的指针读数与量程分档开关上所指的读数之和正好等于该标准缓冲溶液的 pH 值。调好后松开"读数"按键。必要时可重复调节"定位"钮,以保证定位准确。

3. pH 测量

将两电极用蒸馏水淋洗,滤纸吸干,插入待测溶液中,旋转"分档"开关至所测的量程范围,按下"读数"按键,读出测量值(仪表头指针读数与"分档"开关值之和即为测量的 pH 值),松开"读数"按键。在测量时,如指针打出左端刻度线,调小"分档"的数值;指针打出右端,调大"分档"的数值。当待测溶液温度与标准缓冲溶液温度不同时,旋转"温度"钮,使其指示待测的温度值后重新进行校正,再行测量。但定位操作无需重复进行。

4. 结束工作

测量完毕后,用蒸馏水淋洗电极,从仪器上取下放好。关闭仪器电源开关,切断电源。

(二)测定溶液电动势的方法

1. 仪器预热

接通电源,按下电源开关和"-mV"按键,这时左上角的指示灯亮,预热 15～30 分钟。

2. 仪器校准

将"分档"开关转至 0,调节"零点"钮,使仪表指针指向 1.0;将分档开关转向"校正",调节"校正"钮,使仪表指针在左边满刻度;重复调零和校正操作,直至符合要求。

如需用 +mV 测量时,按下"+mV"按键,将"分档"开关转至 0,调节"零点"钮,使仪表指针指向 1.0;将分档开关转向"校正",调节"校正"钮,使仪表指针在右边满刻度。

注意:每次按下开关,须待指针稳定(约半分钟)后再进行调节。

3. 电动势测量

将指示电极接"-",参比电极接"+";将电极插入溶液中,将"分档"开关调至所测的量程范围,按下"读数"按键,读出测量值(仪表头指针读数与"分档"开关值之和即为测量值),松开"读数"按键。

4. 结束工作

测量完毕后,用蒸馏水淋洗电极,从仪器上取下放好。关闭仪器电源开关,切断电源。

二、pHs-2C 型酸度计的使用方法

(一)测定溶液 pH 值的方法

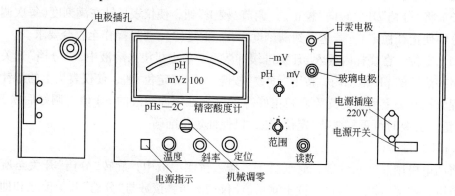

图 9-4　pHs-2C 型酸度计示意图

1. 仪器安装

将仪器机箱支架撑好,使仪器与水平面成 30°角,把配件 Q9 短路插入电极插口内,"范围"开关置"6"处,按下"读数"按键,调节"定位"钮,使指针指在"1"处;松开"读数"按键。

2. 仪器预热和电极安装

(1) 接通电源,开启开关,预热 30 分钟。

（2）拔取 Q9 短路插，将复合电极插入电极插口内（电极加液口需外露，以保持 KCl 溶液的液位差）。

3. 仪器校准

（1）将选择开关置"pH"档，"范围"开关置"6"处，"斜率"钮顺时针旋到底（100% 处），"温度"旋钮置溶液温度。

（2）将电极插入 pH 7 的标准缓冲溶液中，按下"读数"按键，调节"定位"钮，"范围"档示数与仪表指针读数之和正好等于该标准缓冲溶液的 pH 值；调好后松开"读数"按键。

（3）取出电极，用蒸馏水淋洗电极，滤纸吸干；插入 pH 4 或 pH 9 的标准缓冲溶液（根据试样溶液酸碱性选择），选定"范围"档，按下"读数"按键，调节"斜率"钮，使"范围"档示数与仪表指针读数之和正好等于该标准缓冲溶液的 pH 值；调好后松开"读数"按键。必要时可重复（2）、（3）操作，以保证测量准确。"定位"钮和"斜率"钮一旦调好则不得再动。

4. pH 测量

将用蒸馏水淋洗并用滤纸吸干的电极插入待测溶液中，选定"范围"档至所测的量程范围，按下"读数"按键，读出测量值（仪表指针读数与"范围"档示值之和即为测量的 pH 值），松开"读数"按键。在测量时，如指针打出左端刻度线，调小"范围"档的数值；指针打出右端，调大"范围"档的数值。

注意：待测溶液温度与标准缓冲溶液温度最好相同，以减少测量误差，提高仪器测量准确度。

5. 结束工作

测量完毕后，用蒸馏水淋洗电极，从仪器上取下放好。关闭仪器电源开关，切断电源。

（二）测定溶液电动势的方法

1. 仪器预热

接通电源，按下电源开关和"−mV"按键，这时左上角的指示灯亮，预热 30 分钟。

2. 电动势测量

（1）指示电极插头芯线接"−"，参比电极接"+"（复合电极芯线为指示电极，外层为参比电极，在仪器内与电极插口外层相接，不必另接线）。如指示电极的极性与插口极性相同时，则仪器的"选择"置"+mV"档；否则，仪器的"选择"置"−mV"档。

（2）将电极插入试样溶液，按下"读数"按键，如仪器的"选择"置"+mV"档时，当表针打出右面刻度时，则增加"范围"档的数值；反之，则减少"范围"档的数值，直至表针在仪表表面刻度上。如仪器的"选择"置"−mV"档时，当表针打出右面刻度时，则减少"范围"的数值；反之，则增加"范围"的数值。

（3）将仪器的"范围"档数值与仪表针指示值相加，再乘以 100，即得电动势测量值，单位为 mV。当仪器的"选择"置"+mV"档，指示电极的极性与插口极性相同；反之，则相反。

实验三十四　醋酸的电位滴定

一、目的要求

1. 掌握电位滴定方法及确定终点的方法。
2. 学会用电位滴定法测定弱酸的 pK_a。
3. 掌握 pH 计的使用方法。

二、基本原理

电位滴定法是利用滴定过程中电池电动势或指示电极电位的变化特点，确定终点的滴定方法，可用于酸碱、沉淀、配位、氧化还原及非水等各种滴定。

酸碱电位滴定常用的指示电极为玻璃电极，参比电极为饱和甘汞电极(SCE)，用 pH 计测定溶液的 pH 值。

电位滴定时，记录滴定剂体积 V 和相应的 pH 值，按 $pH-V$、$\Delta pH/\Delta V - V$ 作图法及 $\Delta^2 pH/V^2 - V$ 作图法、计算法确定终点，从而计算出 HAc 试液的浓度。

酸碱电位滴定还可以测定弱酸、弱碱的离解常数。例如，强碱滴定一元弱酸的 $pH-V$ 曲线上，半计量点时溶液的 pH 值即为该弱酸的 pK_a。

三、仪器及试剂

1. 仪器

pH 计(或自动滴定仪)、电磁搅拌器、搅拌磁子、玻璃电极和 SCE(或复合 pH 玻璃电极)、50mL 碱式滴定管、20mL 移液管、50mL 烧杯、坐标纸(自备)。

2. 试剂

邻苯二甲酸氢钾标准缓冲液(pH = 4.0)、0.1mol/L 的 NaOH 标准溶液、0.1mol/L 的 HAc 试液、酚酞指示剂。

四、实验内容与步骤

1. 接通电源，仪器预热 15 分钟。调零(pH7.00)，校正(满刻度)。用 0.05mol/L 邻苯二甲酸氢钾标准缓冲液定位(pH4.00)。操作方法见实验三十三所附酸度计的使用。

2. 精密移取 0.1mol/L HAc 试液 20.00mL 于 50mL 烧杯中，放入搅拌磁子，插入玻璃电极和 SCE(若电极未能浸没，可适当加入一些蒸馏水)，加 2 滴酚酞指示剂作对照，开动电磁搅拌器，测定并记录滴定前 HAc 试液的 pH 值。

3. 用 0.1mol/L NaOH 标准溶液进行滴定。开始阶段，每加 5mL、5mL、2mL、2mL…NaOH 溶液记录一次 pH 值，在接近计量点时(加入 NaOH 溶液引起 pH 值变化逐渐增大时)，每次加入体积应逐渐减少(1mL, 1mL, …, 0.2mL, …, 2 滴, 2 滴, …)，在计量点前后每加入 1~2 滴 NaOH 溶液，记录一次 pH 值，继续滴定至计量点后适当量，每次加入体积可逐渐增大。为便于数据处理，每次加入体积最好相等。

4. 按 $pH-V$、$\Delta pH/\Delta V-V$ 作图法及 $\Delta^2 pH/V^2-V$ 作图法、计算法确定终点 V_{ep}，计算 HAc 试液的浓度。

5. 由 $pH-V$ 曲线上找出半计量点时溶液的 pH 值，即为 HAc 的 pK_a。

五、数据记录及处理

HAc 电位滴定的数据记录及处理可参照下表。

表 9-3 HAc 的电位滴定

V_{NaOH}(mL)	pH	ΔpH	ΔV	$\Delta pH/\Delta V-V$	V	$\Delta(\Delta pH/\Delta V)$	$\Delta^2 pH/V^2$

六、思考题

1. 如何根据 $pH-V$、$\Delta pH/\Delta V-V$、$\Delta^2 pH/V^2-V$ 作图法确定终点？如何按 $\Delta^2 pH/V^2-V$ 计算法确定终点？

2. 试计算滴定前 HAc 试液的 pH 值，并与实测值对比。

3. 通过实验和数据处理，如何理解计量点前后加入的 NaOH 体积以相等为好？

4. 如何测定弱碱的 pK_b？

实验三十五 饮用水中氟含量的测定

一、目的要求

1. 掌握离子选择性电极的电位测定法。

2. 了解精密酸度计及氟离子选择性电极的基本结构、特性和使用条件；理解总离子强度调节缓冲剂(TISAB)的作用。

3. 熟悉电位分析中标准曲线法和标准加入法两种定量方法。

二、基本原理

饮用水中氟含量的高低对人体健康有一定的影响。我国生活饮用水卫生标准规定，氟的适宜浓度为 0.5 ~ 1.0mg/L。水中氟的含量可以用离子选择性电极进行测定。

离子选择性电极是一种化学传感器,它能将溶液中特定离子的活度转换成相应的电位。以氟离子选择电极为指示电极,饱和甘汞电极为参比电极,当溶液总离子强度等条件一定时,氟离子浓度在 10^0 ~ 10^{-6} mol/L 范围内,电池电动势(或氟电极的电极电位)与 pF(= $-\lg[F^-]$)成线性关系,可用标准曲线法或标准加入法定量测定。

氟离子选择电极是由 LaF_3 单晶薄膜、内参比电极(Ag – $AgCl$ 电极)及内充液(NaF – $NaCl$ 溶液)等构成。将氟离子选择电极和参比电极(SCE)插入含 F^- 试液中,组成原电池,该电池电动势与氟离子活度的关系式为:

$$E = K - \frac{2 \times 303RT}{F}\lg a_{F^-} \tag{1}$$

加入总离子强度调节缓冲溶液(TISAB),使离子强度保持恒定,此时溶液中离子的活度系数为一常数,则电池电动势与氟离子浓度的关系式为:

$$E = K' - \frac{2 \times 303RT}{F}\lg a_{F^-} \tag{2}$$

在某一温度下,$E \propto \lg a_{F^-}$。因此,通过测定一系列标准溶液的电池电动势,绘制 E-$\lg C_F$ 标准曲线;然后由测得的水样的电池电动势,从标准曲线上求得氟离子浓度,即可求得水中 F^- 含量。

标准加入法为取一定体积的试液,在一定温度下,测其电动势 E_1;然后向此试液中加入比待测离子浓度大 10 ~ 100 倍,体积比待测试液小 10 ~ 100 倍的标准溶液,再测该溶液的电动势 E_2。则待测离子的浓度可按下式求出:

$$C_x = \frac{\Delta C}{10^{\Delta E/S - 1}} \tag{3}$$

$$\Delta C = C_s V_s / V_x \qquad \Delta E = E_1 - E_2$$

在酸性溶液中,H^+ 离子与部分 F^- 离子形成 HF 或 HF_2^-,会降低 F^- 离子的浓度。在碱性溶液中,LaF_3 薄膜与 OH^- 离子发生交换作用而使溶液中 F^- 离子的浓度增加。因此溶液的酸度对测定有影响,测定适宜的 pH 范围为 5.0 ~ 6.0。

凡能与 F^- 离子形成稳定配合物或难溶沉淀的离子,如 Al^{3+}、Fe^{3+}、Ca^{2+}、H^+、OH^- 等会干扰测定,通常采用柠檬酸、磺基水杨酸、EDTA 等掩蔽剂掩蔽干扰离子。

三、仪器与试剂

1. 仪器

pHs—2C 型酸度计(或其他型号的精密酸度计)、电磁搅拌器、氟离子选择电极、饱和甘汞电极。

聚乙烯塑料瓶、容量瓶、移液管、刻度吸管、塑料烧杯。

2. 试剂

氟化钠、柠檬酸钠、冰醋酸、氢氧化钠、氯化钾(均为 AR)。

3. 试液

1∶1 的 $NH_3 \cdot H_2O$ 溶液。

F^- 标准贮备液（0.100mol/L NaF 溶液）：取 4.199g 于 118℃ 干燥 2 小时的优级纯 NaF 精密称定，加少量去离子水使溶解，转入 1000mL 容量瓶中，用去离子水稀择至刻度。所配溶液立即转入干燥的塑料瓶中保存备用，此液含 F^- 0.100mol/L。

总离子强度调节缓冲溶液（TISAB）：称取 NaCl 58g，柠檬酸钠 10g，溶于盛有 800mL 去离子水的烧杯中，再加入冰醋酸 57mL；将烧杯置于冷水浴中，在酸度计上用 1∶1 的 $NH_3 \cdot H_2O$ 溶液调至 pH 在 5.0～5.5 之间，将烧杯自冷水浴中取出放至室温，转入 1000mL 容量瓶中，用去离子水稀释至刻度，摇匀。

四、实验内容与步骤

1. 氟离子选择电极的准备

使用前将氟离子选择电极浸泡在盛有 10^{-3} mol/L NaF 溶液中浸泡 1～2 小时，活化，用蒸馏水清洗电极至空白电位（即 F^- 选择电极在去离子水中的电位为 -300mV 左右，且两次测定值接近），方可使用。

2. 酸度计调节

接通电源，预热 20 分钟，按下 -mV 键，调零，校正，定位（详见仪器使用说明），安装电极准备测定。

3. 电池电动势测定

将电极浸入待测溶液中，开动电磁搅拌器，按下读取开关，读取稳定的毫伏数。若指针走出读数刻度，转动分档开关或范围档使指针在可读范围内。

4. 标准曲线法

（1）标准溶液的配制：精密吸取 5mL 0.100mol/L 的 NaF 标准贮备溶液和 10mLTISAB 溶液于 50mL 容量瓶中，用蒸馏水稀释至刻度，配成 0.100×10^{-2} mol/L 的 F^- 标准溶液，并逐级稀释配制成浓度分别为 10^{-3}、10^{-4}、10^{-5}、10^{-6} mol/L 的 F^- 标准溶液（用上一级标准溶液按同法配制）。

（2）标准曲线的绘制：将上述标准溶液由低浓度到高浓度逐个转入到塑料小烧杯中，浸入电极，测定其电池电动势。将测得的数据记录在表 9-4 中，在半对数坐标纸上作 $E - C_{F^-}$（对数坐标）标准曲线，或在普通坐标纸上绘制 $E - \lg C_{F^-}$ 图（需计算 $\lg C_{F^-}$ 值）。

（3）水样测定：准确移取 10mL TISAB 溶液于 50mL 容量瓶中，用水样稀释至刻度，摇匀，转入塑料小烧杯中，按上法测定其电动势。由标准曲线查得浓度为 C_x（mol/L）。

5. 标准加入法

精密吸取 10mL TISAB 溶液于 50mL 容量瓶中，用水样稀释至刻度，摇匀，转入塑料小烧杯中，以 F^- 选择电极和饱和甘汞电极测电动势 E_1（在不断搅拌下测定至读数稳定）。然后在此试液中准确加入浓度为 C_s mol/L 的 F^- 标准溶液 V_s mL，再测电动势 E_2（要求 $V_s/V_x = \dfrac{1}{10} \sim \dfrac{1}{100}$，$C_s/C_x = 10 \sim 100$，使 ΔE 在 20～40mV 为宜）。

五、注意事项

1. 电极在使用前应按说明书要求进行活化、清洗。电极的敏感膜应保持清洁、完好，切勿沾污或受到机械损伤。

2. 电极安装完毕后，只有当电极浸入溶液时，才可按下读数键，读取读数后即放开读数键，才可使电极离开溶液。否则，指针将剧烈摆动。

3. 氟电极使用前需要用 $3M\Omega$ 以上的去离子水浸泡活化数小时，使其空白电位在 $-300mV$ 左右；使用时电极膜外不要附着水泡，以免干扰读数。测定时搅拌速度缓慢且稳定，待电位稳定后方可读数。平衡时间：在 $10^{-6}mol/L$ 的 F^- 溶液中电极电位平衡时间在 4 分钟左右；在 $10^{-5}mol/L$ 的 F^- 溶液中在 2 分钟以内。浓度增高，平衡时间缩短。

4. 使用饱和甘汞电极时，应注意 KCl 溶液不被气泡隔断，管内应存少许 KCl 晶体；不使用时应套好橡皮塞和套，存放在电极盒中。

5. 测量氟标准溶液系列时，应按由稀至浓的顺序进行；搅拌速度宜缓慢且保持恒定，待电位稳定后方可读数。

6. 测定中更换溶液时，"测量"键必须处于断开位置，以免损坏仪器。

7. 每次测定完毕，需用蒸馏水冲洗电极，并用滤纸吸干，才可进行下次测定。

8. 在高浓度溶液中测定后应立即在去离子水中将电极清洗至空白电位值，才能测定低浓度溶液，否则将因迟滞效应影响测定准确度。

六、数据处理

1. 标准曲线法

根据测定水样的电动势在标准曲线图上查得相应的浓度为 $C_x(mol/L)$。按下式计算水样的氟离子浓度，并根据所取试样的量计算试样中氟的含量。

$$C_{F^-}(mg/L) = C_x \times \frac{50}{40} \times 19.0 \times 10^3$$

C_x：在标准曲线上所查得水样的 F^- 浓度(mol/L)

表 9-4　实验报告记录格式

序　号		1	2	3	4	5	6	7(水样)
$5C_{F^-}$	(mol/L)							
E	(mV)							
$\lg C_{F^-}$								

注：在半对数坐标纸上作 $E - \lg C_{F^-}$ 标准曲线(或普通坐标纸上作 $E - \lg C_{F^-}$ 标准曲线)。

2. 标准加入法

根据在水样中加入标准溶液前测得的电动势 E_1 和加入标准溶液后测得的电动势 E_2 按下式计算水样的氟离子浓度：

$$C_{F^-} = C_x \frac{\Delta C}{10^{\Delta E/S} - 1} \times \frac{50}{40} \times 19.0 \times 10^3 (mg/L)$$

记录在表 9 – 5 中。

式中　　V_s：加入标准溶液的体积(mL)

　　　　V_x：待测溶液的体积(mL)

　　　　$\Delta C = C_s V_s / V_x$

　　　　$\Delta E = E_1 - E_2$

表 9 – 5　实验报告记录格式($C_s = 1.00 \times 10^{-2} \text{mol/L}$)

$V_x (\text{mL})$	$V_s (\text{mL})$	$E_1 (\text{mV})$	$E_2 (\text{mV})$

六、思考题

1. 试述氟离子选择电极的构造，为什么它对 F^- 有响应？主要干扰离子有哪些？如何消除？

2. 测量中为什么要加入总离子强度调节缓冲剂？它包括哪些组分？

3. 测量 F^- 标准系列时，为何溶液顺序由稀→浓？若由浓→稀，结果又如何？

4. 溶液酸度对本测定有何影响？

实验三十六　永停滴定法

一、目的要求

通过硫代硫酸钠溶液和碘溶液的相互滴定，学会永停滴定法，并熟悉其原理。

二、基本原理

永停滴定法是把两支相同的铂电极插入滴定溶液中，在两电极外加一小电压(10 ~ 20mV)，然后进行滴定，观察滴定过程中通过两电极间的电流变化，根据电流的变化特征确定滴定终点的分析方法。

由于 I_2/I^- 为可逆电对，而 $S_4O_6^{2-}/S_2O_3^{2-}$ 为不可逆电对，其滴定曲线的形状如下：

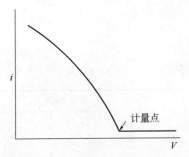

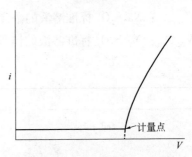

图 9 – 5　$Na_2S_2O_3$ 滴定 I_2 的滴定曲线　　　　图 9 – 6　I_2 滴定 $Na_2S_2O_3$ 的滴定曲线

三、仪器与试剂

1. 仪器

永停滴定仪、电磁搅拌器、铂电极、酸式滴定管、烧杯。

2. 试剂

0.1mol/L Na$_2$S$_2$O$_3$ 标准溶液、0.05mol/L I$_2$ 待测溶液。

四、实验内容与步骤

1. 安装仪器

开启仪器电源，预热15分钟，调节各旋钮。

2. Na$_2$S$_2$O$_3$ 滴定 I$_2$

从酸式滴定管中放出约20mL 0.05mol/L I$_2$ 溶液于洁净的100mL烧杯中，放入搅拌磁子，置于电磁搅拌器上。在溶液中插入两根铂电极，接上永停滴定仪，打开电源开关，调至电流最大值开始滴定。

用0.1mol/L Na$_2$S$_2$O$_3$ 标准溶液滴定，随时观察电流的变化情况，当电流指针不动时即为终点，记录 I$_2$ 和 Na$_2$S$_2$O$_3$ 溶液的体积。重复滴定两次，根据所给 Na$_2$S$_2$O$_3$ 标准溶液的浓度，计算碘液的浓度。

3. I$_2$ 滴定 Na$_2$S$_2$O$_3$

洗净烧杯、搅拌磁子和铂电极。从酸式滴定管中放出约20mL 0.1mol/L Na$_2$S$_2$O$_3$ 标准溶液于100mL烧杯中，如上操作，打开电源开关，调至电流为零开始滴定。

用0.05mol/L I$_2$ 溶液滴定，观察电流的变化情况，当电流指针突然偏转很大且不再回到原位时即为终点。记录 V_{I_2} 和 $V_{Na_2S_2O_3}$，重复测定两次，计算碘液的浓度。

五、数据处理

根据终点时消耗 Na$_2$S$_2$O$_3$ 标准溶液的体积和 Na$_2$S$_2$O$_3$ 标准溶液的浓度按下式计算待测 I$_2$ 溶液的浓度：

$$C_{I_2} = V_{Na_2S_2O_3} \frac{C_{Na_2S_2O_3}}{2V_{I_2}}$$

$C_{Na_2S_2O_3}$：Na$_2$S$_2$O$_3$ 标准溶液的浓度（mol/L）

$V_{Na_2S_2O_3}$：Na$_2$S$_2$O$_3$ 标准溶液的体积（mL）

表9-6 实验报告记录格式

项 目		Na$_2$S$_2$O$_3$ 滴定 I$_2$	I$_2$ 滴定 Na$_2$S$_2$O$_3$
V_{I_2}	mL	① ②	① ②
$V_{Na_2S_2O_3}$	mL	① ②	① ②

续表

项　　目		Na₂S₂O₃ 滴定 I₂	I₂ 滴定 Na₂S₂O₃
$c_{Na_2S_2O_3}$	mol/L		
c_{I_2}	mol/L		
I₂ 的平均浓度	mol/L		
相对平均偏差			

六、思考题

1. 什么是可逆电对和不可逆电对？本实验中的可逆电对和不可逆电对各是哪一个？
2. 什么是指示电极和参比电极？本实验中使用的两个铂电极是什么电极？
3. 永停滴定法的基本原理是什么？

第十章
设计性实验和综合性实验

一、目的要求

为了激发学生学习的积极性，培养学生的创新能力，在实验中、后期安排部分设计性实验和综合性实验，进一步培养学生灵活运用所学分析化学的基本理论、基本知识和解决实际问题的能力，要求学生在确定实验选题后，根据选题的要求运用已学的理论知识、实验技能，查阅有关书籍和资料，拟定实验方案，并交指导教师评阅后进行实验。实验方案的拟订应考虑以下几个问题：

1. 首先明确实验的目的和要求。包括试样的来源；未知试样的结构分析中所涉及的提取、分离、纯化和测定方法的选择；定量分析中所涉及的干扰组分的消除方法、待测组分的含量范围、测定方法及对准确度的要求等。

2. 通过查阅有关书籍和资料，通常可得到若干分析方法。各种方法都有各自的特点和不足之处。应根据实验的目的要求和试样的性质，选择简便、可行、经济、实用的实验方案。

3. 根据待测试样的性质和测试要求，选定试剂并确定其相关的浓度。

4. 根据测试的要求选定仪器、设备。

5. 要考虑试样中干扰成分的情况及对测定的影响，以确定试样在检测前是否需要进行分离处理。

二、实验内容

1. 分析方法及原理。

2. 所需的仪器设备、试剂的规格及浓度。

3. 实验步骤，包括需要进行试验的条件及预处理（如提取、分离、纯化、鉴定及含量测定中干扰组分影响的消除等）方法和测试方法。

4. 实验中的注意事项。

5. 参考文献。

三、实验报告内容

实验报告除实验内容外应增加以下内容：

1. 实验的原始数据、实验现象、实验数据处理和实验结果。

2. 对实验现象的讨论和对设计方案和实验结果的评价。

设计实验完成后，教师应及时组织学生进行交流和总结，使他们的研究性学习成果得以升华。不论设计实验的成败如何，查阅文献、设计方案、完成实验、写出实验报告等整个过程是学生很好的学习和锻炼机会，为他们今后独立进行研究性工作奠定初步的基础。

四、设计性实验选例

有机物蛋白质含量测定

有机物如干酵母、半夏、地黄、熊胆等所含有机含氮化合物可用凯氏定氮法测定其含氮量。

【提示】　该法是将含氮有机物用浓硫酸消化分解，使试样所含蛋白质中的氮转变为硫酸氢铵，反应产物在蒸馏器中用氢氧化钠碱化后，生成的氨借水蒸气蒸馏出来，用酸吸收后采用酸碱滴定法测定含氮量。消化、蒸馏反应为：

$$\text{消化}\quad \text{有机含氮化合物} + \text{浓 } H_2SO_4 \xrightarrow[K_2SO_4 \triangle]{CuSO_4 \text{ 催化}} NH_4^+ + CO_2 + H_2O$$

$$\text{蒸馏}\quad NH_4^+ + OH^- \Longleftrightarrow NH_3 + H_2O$$

1. 将蒸馏出的 NH_3 用已知过量的酸标准溶液吸收，然后用碱标准溶液回滴过量的酸，以求出试样的含氮量。

$$\text{吸收}\quad NH_3 + HCl \Longleftrightarrow NH_4Cl$$
$$\text{（过量）}$$

$$\text{滴定}\quad HCl + NaOH \Longleftrightarrow NaCl + H_2O$$
$$\text{（余量）}$$

2. 将蒸馏出的 NH_3 用硼酸溶液吸收，然后用酸标准溶液直接滴定，求出试样中含氮量。

$$\text{吸收}\quad NH_3 + H_3BO_3 \longrightarrow NH_4^+ + H_2BO_3^-$$

$$\text{滴定}\quad 2H_2BO_3^- + 2H^+ \Longleftrightarrow 2H_3BO_3$$

五、综合性实验选例

矿物药中硅、铝、钙、镁、铁的含量测定

【提示】　有些矿物药所含成分比较复杂，除含有硅、铝、钙、镁外，还含有铁、重金属等成分，使用一般的溶解法溶解试样比较困难，通常采用氢氧化钾或碳酸钠熔融分解法分解试样，稀盐酸浸取。沉淀出的二氧化硅可采用重量法或硅氟酸钾容量法测定其含量。浸取液用氨水、六次甲基四胺沉淀铁、铝，过滤分离钙、镁。沉淀用盐酸溶解，硝酸氧化铁成为三价铁离子，用 KOH 中和沉淀，分离铁、铝，分别用分光光度法和滴定分析法测定铁、铝的含量。滤液用铜试剂将重金属沉淀分离后，用配位滴定法或其他方法测定钙、镁含量。

试样的溶解、分离：

Ca、Mg、Al、Si、Fe、重金属等 $\xrightarrow{\text{KOH 熔融，HCl 浸取}}$

沉淀：二氧化硅（重量法或 K_2SiF_6 法）测定

溶液：$\xrightarrow{\text{六次甲基四胺、氨水分离}}$

沉淀：$\xrightarrow{\text{HCl 溶解，KOH 中和}}$ 沉淀：铁（分光光度法或氧化还原法）测定

溶液：铝（配位滴定法或分光光度法）测定

沉淀：弃去

溶液：钙、镁、重金属等 $\xrightarrow{\text{铜试剂沉淀}}$

溶液：钙、镁（配位滴定法）测定，沉淀弃去

实验三十七　中药白硇砂中 NH_4^+ 离子的含量测定

（设计性实验）（酸碱滴定法、沉淀滴定法）

一、目的要求

中药白硇砂（淡硇砂）的主要成分为 NH_4Cl，具有软坚消积化痰、散瘀消肿之功效。外用药马应龙眼膏中就有此药。白硇砂中 NH_4^+ 离子的含量是用来衡量矿物药质量优劣的重要指标，准确测定其含量是很重要的。要求学生自拟方案，用酸碱滴定法或沉淀滴定法测定 NH_4^+ 离子的含量。拟定分析方案包括：

1. 实验方法的原理及注意事项。
2. 所需仪器、试剂。
3. 计算式（包括试样的取用量、测定结果的表示）和误差来源分析。

二、提示

1. 白硇砂中 NH_4^+ 的酸性太弱（$K_a = 5.6 \times 10^{-10}$），无法直接滴定，但将 NH_4Cl 与甲醛作用，定量生成六次甲基四胺盐和 H^+，反应如下：

$$4NH_4^+ + 6HCHO \Longrightarrow (CH_2)_6N_4H^+ + 6H_2O + 3H^+$$

所生成的六次甲基四胺酸离子（$K_a = 7.0 \times 10^{-6}$）和 H^+ 可用 $NaOH$ 标准溶液滴定。由上述反应可知，$1mol\ NH_4^+$ 相当于 $1mol$ 酸，故以 NH_4^+ 与 $NaOH$ 的关系为 $1:1$ 计算 NH_4^+ 的百分含量。

2. 甲醛溶液的处理。甲醛常以白色聚合物状态（多聚甲醛）存在，配制时取原瓶装甲醛上清液于烧杯中，加水稀释一倍，即得 $1+1$ 甲醛溶液。

甲醛中常含有微量的酸，应事先中和，配成对酚酞显中性的甲醛溶液。

3. 试样的处理。由于中药白硇砂中含有不溶性杂质，精确称取试样 4～5g 于烧杯中，需充分溶解后定容。精密量取总量十分之一的上清液，加入 10mL 甲醛溶液，摇匀，即可测定。

4. 采用银量法可测定白硇砂中 Cl^- 的含量。

实验三十八　NaH_2PO_4 和 Na_2HPO_4 混合物中各组分的含量测定

（设计性实验）（酸碱滴定法）

一、设计方案要求项目

1. 实验目的和要求。

2. 通过查阅有关资料，运用所学知识设计实验方案并提交指导老师审查［设计的实验方案包括实验方法的原理（准确滴定、分别滴定的判别，计量点 pH 的计算，指示剂的选择及分析结果的计算公式等）及注意事项了］。

3. 所需仪器、试剂的规格，试剂用量与配制方法。

4. 实验步骤（包括标定、测定及其他实验步骤），数据记录格式和数据处理。

5. 经指导教师审阅同意后再进行实验。根据实验结果进行讨论，写出实验报告及心得体会；总结自己设计的测定方法的优缺点，提出改进意见。

二、实验条件

NaH_2PO_4 和 Na_2HPO_4 混合物试液，选用合适的指示剂指示终点，用标准溶液进行滴定。

提示：

1. NaH_2PO_4 和 Na_2HPO_4 混合物溶液为酸碱体系，此共轭酸碱对系两性物质，可考虑采用酸碱滴定法，以 HCl 或 NaOH 溶液测定其含量。

2. 判断能否直接滴定、分别滴定？若不能，则考虑采用其他滴定方式。由计量点 pH 的计算选择指示剂。

3. 注意：若 NaH_2PO_4 和 Na_2HPO_4 两者浓度相近，则指示剂变色不明显。

三、思考题

1. 对多元酸共轭酸碱对进行分步滴定的条件是什么？

2. NaH_2PO_4 和 Na_2HPO_4 能否组成多元酸共轭酸碱对混合溶液，为什么？

3. 在什么条件下可用双指示剂法进行多元酸共轭酸碱对的滴定？

4. 为什么在 NaH_2PO_4 和 Na_2HPO_4 混合物中两者浓度相近时指示剂变色不明显，两者浓度相差稍大时变色才敏锐？

实验三十九　醋酸钠的含量测定

（设计性实验）

一、目的要求

1. 熟悉非水滴定法在实际分析中的应用。
2. 加深对酸、碱强度相对性的理解。
3. 要求用指示剂法和电位滴定法进行测定。
4. 拟定分析方案包括：实验方法、试剂与仪器、操作步骤、含量计算、误差分析及注意事项。

二、提示

当酸碱弱到一定程度时，$K_b < 10^{-7}$ 或 $K_a < 10^{-7}$，就无法在水溶液中进行滴定分析，若选择适当的非水溶剂，就可以提高试样的酸碱强度，用强酸（或强碱）准确滴定这种弱碱（或弱酸）。NaAc 是一个很弱的碱（$K_b = 5.75 \times 10^{-10}$），不能在水溶液中进行滴定。若在 HAc 介质中，由于 HAc 的酸性可增强 NaAc 的碱性，选择 $HClO_4$ – HAc 为滴定剂进行滴定。滴定反应如下：

$$H_2Ac^+ \cdot ClO_4^- + NaAc \rightleftharpoons 2HAc + NaClO_4$$

三、实验内容与步骤

1. 指示剂法。
2. 电位法。

四、注意事项

1. 使用仪器不能有水分，应严格干燥。
2. 在非水滴定中，参比电极通常使用 217 型双盐桥甘汞电极，在外套管内充入 KCl 的乙醇溶液。
3. $HClO_4$ – HAc 溶液能腐蚀皮肤，注意安全。

五、数据处理

根据滴定过程中所测的电极电位值对相应的滴定剂体积作图，得滴定曲线。用二次微商法确定终点，扣除空白值，得到滴定试样消耗的 $HClO_4$ – HAc 溶液体积，并与指示剂法结果进行对照。

计算公式：

$$NaAc\% = \frac{C_{HClO_4}(V_{HClO_4} - V_{空白}) \times M_{NaAc}}{S \times 1000} \times 100\%$$

S：试样的质量（g）。

六、思考题

1. NaAc 在水中的 pH 值与在冰醋酸溶剂中的 pH 值是否相同？为什么？
2. 本实验中，为什么选用醋酸为溶剂，这是利用醋酸的什么性质？

实验四十 冰硼散中冰片、
朱砂、硼砂和玄明粉的含量测定

（综合性实验）

一、目的要求

1. 掌握冰硼散各成分的含量测定方法。
2. 熟悉冰硼散的药物组成。

二、实验原理

冰硼散由冰片、朱砂、硼砂(炒)和玄明粉等四味中药组成。其各成分的含量测定可按如下步骤进行：先用乙醚提取冰片，用离心分离法分取乙醚提取液，于室温下自然挥去乙醚，称得冰片的重量；再用热水提取硼砂和玄明粉，并与朱砂分离；用酸碱滴定法测定硼砂的含量；最后用重量法测定玄明粉和朱砂的含量。

三、仪器及试剂

1. 仪器
分析天平、离心机、离心试管、蒸发皿、容量瓶、移液管、酸式滴定管。

2. 试剂
乙醚(AR)、浓盐酸(AR)、氯化钡(AR)、酚酞指示剂、甲基红指示剂、0.10mol/L 盐酸标准溶液、5% 氯化钡水溶液、1% 酚酞乙醇溶液、0.05% 甲基红乙醇溶液。

四、实验内容与步骤

1. 冰片含量测定
精密称取冰硼散 2.5g，置准确称量质量为 W_1 的离心试管中，分次加入 6mL、3mL 及 2mL 无水乙醚，每加一次乙醚，用细玻璃棒搅拌，置离心机中离心 5 分钟。待分层后，用细口玻璃管小心吸取上层澄清的乙醚溶液，移入已称量的小蒸发皿中，在 15℃ ~ 25℃ 下放置 1 小时，使乙醚自然挥发，称量，即得冰片的重量。

2. 朱砂含量测定
在分取乙醚后的离心管中，缓缓加入 5mL 水，用玻璃棒充分搅拌使硼砂和玄明粉溶解。离心，吸取上层清液，置 250mL 量瓶中，残渣继续每次用 5mL 水搅拌溶解后离心分离，直至离心液加入酚酞 1 滴不显红色，即硼砂和玄明粉已溶解完全为止。合并所有离心液，待冷却后，用水稀释至刻度，摇匀，留做测定硼砂和玄明粉用。将离心管中残留的红色细粉，置 105℃ 恒温箱中干燥至恒重，称重得 W_2，可得朱砂的重量。

3. 硼砂含量测定

由上述 250mL 量瓶中准确量取 50mL 溶液，加甲基红 2 滴，以 0.10mol/L 盐酸标准溶液滴定至溶液由黄变橙，再变至红色为终点。每 1mL 盐酸标准溶液（0.10mol/L）相当于 19.07mg 的 $Na_2B_4O \cdot 10H_2O$。

4. 玄明粉含量测定

将上述测定硼砂后的红色溶液，加水稀释至约 200mL，加 1mL 盐酸，煮沸，不断搅拌，并缓缓加入热的 5% 氯化钡溶液约 20mL，至不再产生沉淀。水浴加热 30 分钟，静置 1 小时，用无灰滤纸过滤。沉淀用水分次洗涤，至洗液不再显氯化物的反应，干燥，于 800℃ 灼烧至恒重。准确称量，即得 $BaSO_4$ 的质量，由此可得试样中 Na_2SO_4 的含量。

五、注意事项

1. 提取冰片时挥散乙醚的过程应在通风橱内进行，并远离火源。

2. 为保证测定准确，硼砂和玄明粉的溶解提取一定要完全，注意用酚酞指示剂检查。

六、数据处理

按下式计算冰片、朱砂、硼砂及玄明粉的含量：

$$冰片\% = \frac{W_{冰片}}{S} \times 100\%$$

$$朱砂\% = \frac{W_2}{S} \times 100\%$$

$$硼砂\% = \frac{C_{HCl} \cdot V_{HCl} \cdot M_{Na_2B_4O_7}}{S} \times \frac{250}{50} \times 100\%$$

$$Na_2SO_4\% = \frac{0.6086 \times m_{BaSO_4}}{S} \times \frac{250}{50} \times 100\%$$

S：试样的质量（g）。

0.6086：Na_2SO_4 对 $BaSO_4$ 的换算因数。

七、思考题

1. 硼砂和玄明粉提取液呈什么颜色，为什么？

2. 用 $BaCl_2$ 沉淀玄明粉时，为什么要不断加热？如何检查玄明粉是否已沉淀完全？

3. 为何本试验中乙醚提取物就是冰片，试说明其原理？

附 录

相对原子质量表（1995 年，IUPAC）

元素	符号	原子量	元素	符号	原子量	元素	符号	原子量
银	Ag	107.8682	铪	Hf	178.49	铷	Rb	85.4678
铝	Al	26.98154	汞	Hg	200.59	铼	Re	186.207
氩	Ar	39.948	钬	Ho	164.9304	铑	Rh	102.9055
砷	As	74.9216	碘	I	126.9045	钌	Ru	101.07
金	Au	196.9655	铟	In	114.82	硫	S	32.06
硼	B	10.81	铱	Ir	192.22	锑	Sb	121.75
钡	Ba	137.33	钾	K	39.083	钪	Sc	44.9559
铍	Be	9.01218	氪	Kr	83.80	硒	Se	78.96
铋	Bi	208.9804	镧	La	138.9055	硅	Si	28.0855
溴	Br	79.904	锂	Li	6.941	钐	Sm	150.36
碳	C	12.011	镥	Lu	174.967	锡	Sn	118.69
钙	Ca	40.08	镁	Mg	24.305	锶	Sr	87.62
镉	Cd	112.41	锰	Mn	54.9380	钽	Ta	180.9479
铈	Ce	140.12	钼	Mo	95.94	铽	Tb	158.9254
氯	Cl	35.453	氮	N	14.0067	碲	Te	127.60
钴	Co	58.9332	钠	Na	22.98977	钍	Th	232.0381
铬	Cr	51.995	铌	Nb	92.9064	钛	Ti	47.88
铯	Cs	132.9054	钕	Nd	144.24	铊	Tl	204.383
铜	Cu	63.543	氖	Ne	20.179	铥	Tm	168.9342
镝	Dy	162.50	镍	Ni	58.69	铀	U	238.0289
铒	Er	167.26	镎	Np	237.0482	钒	V	50.9415
铕	Eu	151.96	氧	O	15.9994	钨	W	183.85
氟	F	18.998403	锇	Os	190.2	氙	Xe	131.29
铁	Fe	55.847	磷	P	30.97376	钇	Y	88.9059
镓	Ga	69.72	铅	Pb	207.2	镱	Yb	173.04
钆	Gd	157.25	钯	Pd	106.42	锌	Zn	65.38
锗	Ge	72.59	镨	Pr	140.9077	锆	Zr	91.22
氢	H	1.00794	铂	Pt	195.08			
氦	He	4.00260	镭	Ra	226.0254			

附录二　　　　　　　常用化合物的相对分子质量表

分　子　式	分　子　量	分　子　式	分　子　量
$AgBr$	187.77	KIO_3	214.00
$AgCl$	143.32	$KIO_3 \cdot HIO_3$	389.91
AgI	234.77	$KMnO_4$	158.03
$AgNO_3$	169.87	KNO_2	85.10
Al_2O_3	101.96	KOH	56.11
As_2O_3	197.84	K_2PtCl_6	486.00
$BaCl_2 \cdot 2H_2O$	244.27	$KHC_4H_4O_6$(酒石酸氢钾)	188.18
BaO	153.33	$KHC_8H_4O_4$(邻苯二钾酸氢钾)	204.22
$Ba(OH)_2 \cdot 8H_2O$	315.47		
$BaSO_4$	233.39	$K(SbO)C_4H_4O_6 \cdot \frac{1}{2}H_2O$(酒石酸锑钾)	333.93
$CaCO_3$	100.09	$MgCO_3$	84.31
CaO	56.08	$MgCl_2$	95.21
$Ca(OH)_2$	74.10	$MgSO_4 \cdot 7H_2O$	246.47
CO_2	44.01	$MgNH_4PO_4 \cdot 6H_2O$	245.41
CuO	79.55	MgO	40.30
Cu_2O	143.09	$Mg(OH)_2$	58.32
$CuSO_4 \cdot 5H_2O$	249.69	$Mg_2P_2O_7$	222.55
FeO	71.85	$Na_2B_4O_7 \cdot 10H_2O$	381.37
Fe_2O_3	159.69	$NaBr$	102.90
$FeSO_4 \cdot 7H_2O$	278.01	$NaCl$	58.49
$FeSO_4 \cdot (NH_4)SO_4 \cdot 6H_2O$	392.14	$Na_2C_2O_4$(草酸钠)	134.00
H_3BO_3	61.83	$NaC_7H_5O_2$(苯甲酸钠)	144.11
HCl	36.46	$Na_3C_6H_5O_7 \cdot 2H_2O$(枸橼酸钠)	294.12
$HClO_4$	100.46	Na_2CO_3	105.99
HNO_3	63.01	$NaHCO_3$	84.01
H_2O	18.02	$Na_2HPO_4 \cdot 12H_2O$	358.14
H_2O_2	34.02	$NaNO_2$	69.00
H_3PO_4	98.00	Na_2O	61.98
H_2SO_4	98.07	$NaOH$	40.00
$HC_2H_3O_2$(醋酸)	60.05	$Na_2S_2O_3$	158.11
$H_2C_2O_4 \cdot 2H_2O$(草酸)	126.07	$Na_2S_2O_3 \cdot 5H_2O$	248.19
I_2	253.81	NH_3	17.03
$KAl(SO_4)_2 \cdot 12H_2O$	474.39	NH_4Cl	53.49
KBr	119.00	$NH_3 \cdot H_2O$	35.05
$KBrO_3$	167.00	$(NH_4)_3PO_4 \cdot 12MoO_3$	1876.35
KCl	74.55	$(NH_4)_2SO_4$	132.13
$KClO_4$	138.55	$PbCrO_4$	323.19
$KSCN$	97.18	PbO_2	239.20
K_2CO_3	138.21	$PbSO_4$	303.26
K_2CrO_4	194.19	P_2O_5	141.95
$K_2Cr_2O_7$	294.18	SiO_2	60.08
KH_2PO_4	136.09	SO_2	64.06
$KHSO_4$	136.17	SO_3	80.06
KI	166.00	ZnO	81.38

附录三   常用酸碱溶液

名　称	浓度 $C/(mol/L)$（近似）	相对密度（20℃）	质量分数/%	配制方法
浓 HCl	12	1.19	37.23	
稀 HCl	6	1.10	20.0	取浓盐酸与等体积水混和
	2		7.15	取浓酸盐 167mL,稀释成 1L
浓 HNO_3	16	1.42	69.8	
稀 HNO_3	6	1.20	32.36	取浓硝酸 381mL,稀释成 1L
	2			取浓硝酸 128mL,稀释成 1L
浓 H_2SO_4	18	1.84	95.6	
稀 H_2SO_4	3	1.18	24.8	取浓硫酸 167mL,缓缓倾入 833mL 水中
稀 H_2SO_4	1			取浓硫酸 56mL,缓缓倾入 944mL 水中
浓 HAc	17	1.05	99.5	
稀 HAc	6		35.0	取浓醋酸 350mL,稀释成 1L
	2			取浓醋酸 118mL,稀释成 1L
浓 $NH_3 \cdot H_2O$	15	0.9	25~27	
稀 $NH_3 \cdot H_2O$	6		10	取浓氨水 400mL,稀释成 1L
	2			取浓氨水 134mL,稀释成 1L
NaOH	6	1.22	19.7	将氢氧化钠 240g 溶解后,稀释成 1L
	2			将氢氧化钠 80g 溶解后,稀释成 1L

附录四   常用缓冲溶液

缓冲溶液组成	pK_a	缓冲溶液（pH）	配制方法
一氯乙酸 – NaOH	2.86	2.8	将 200g 一氯乙酸溶于 200mL 水中,加氢氧化钠 40g,溶解后稀释至 1L
甲酸 – NaOH	3.76	3.7	将 95g 甲酸和 40g 氢氧化钠溶于 500mL 水中,稀释至 1L
NH_4Ac – HAc	4.74	4.5	将 77g 醋酸铵溶于 200mL 水中,加冰醋酸 59mL 稀释至 1L
NaAc – HAc	4.74	5.0	将 120g 无水醋酸钠溶于水中,加冰醋酸 60mL 稀释至 1L
$(CH_2)_6N_4$ – HCl	5.15	5.4	将 60g 六次甲基四胺溶于 200mL 水中,加浓盐酸 10mL,稀释至 1L
NH_4Ac – HAc		6.0	将 600g 醋酸铵溶于水中,加冰醋酸 20mL,稀释至 1L
NH_4Cl – NH_3	9.26	8.0	将 100g 氯化铵溶于水中,加浓氨水 7.0mL,稀释至 1L
NH_4Cl – NH_3	9.26	9.0	将 70g 氯化铵溶于水中,加浓氨水 48mL,稀释至 1L
NH_4Cl – NH_3	9.26	10	将 54g 氯化铵溶于水中,加浓氨水 350mL,稀释至 1L

附录五　　　　　　　　　　　　**常用指示剂**

一、酸碱指示剂

名　　称	变色pH范围	颜色变化	配　制　方　法
百里酚蓝,1g/L	2 ~ 2.8	红 ~ 黄	0.1g百里酚蓝与4.3mL 0.05mol/LNaOH溶液一起研匀,加水稀释成100mL
(第二变色范围)	8.0 ~ 9.61	黄 ~ 蓝	
甲基橙,1g/L	3.1 ~ 4.4	红 ~ 黄	将0.1g甲基橙溶于100mL热水中
溴酚蓝,1g/L	3.0 ~ 4.6	黄 ~ 紫蓝	1g溴酚蓝与3mL 0.05mol/L NaOH溶液一起研匀,加水稀释成100mL
溴甲酚绿,1g/L	3.8 ~ 5.4	黄 ~ 蓝	0.1g溴甲酚绿与21mL 0.05mol/L NaOH溶液一起研匀,加水稀释成100mL
甲基红,1g/L	4.8 ~ 6.0	红 ~ 黄	将0.1g甲基红溶于60mL乙醇中,加水至100mL
中性红,1g/L	6.8 ~ 8.0	红 ~ 黄橙	将0.1g中性红溶于60mL乙醇中,加水至100mL
酚酞,1g/L	8.2 ~ 10.0	无色 ~ 淡红	将0.1g酚酞溶于90mL乙醇中加水至100mL
百里酚酞,1g/L	9.4 ~ 10.6	无色 ~ 蓝色	将0.1g百里酚酞溶于90mL乙醇中,加水至100mL
茜素黄R,1gL	10.1 ~ 12.1	黄 ~ 紫	将0.1g茜素黄溶于100mL水中

二、酸碱混合指示剂

指示剂溶液的组成	变色点(pH)	酸色	碱色	备　注
三份1g/L溴甲酚绿乙醇溶液 一份2g/L甲基红乙醇溶液	5.1	酒红	绿	pH<5.1酒红 pH>5.1绿
一份2g/L甲基红乙醇溶液 一份1g/L次甲基蓝乙醇溶液	5.4	红紫	绿	pH5.2红紫 pH5.4暗蓝 pH5.6绿
一份1g/L溴甲酚绿钠盐水溶液 一份1g/L氯酚红钠盐水溶液	6.1	黄绿	蓝紫	pH5.4蓝绿 pH5.8蓝 pH6.2蓝紫
一份1g/L中性红乙醇溶液 一份1g/L次甲基蓝乙醇溶液	7.0	蓝紫	绿	pH7.0蓝紫
一份1g/L溴百里酚蓝钠盐水溶液 一份1g/L酚红钠盐水溶液	7.5	黄	绿	pH7.2暗绿 pH7.4淡紫 pH7.6深紫
三份1g/L百里酚蓝钠盐水溶液 一份1g/L甲酚红钠盐水溶液	8.3	黄	紫	pH8.2玫瑰色 pH8.4紫色

三、沉淀及金属指示剂

名　称	游离态色	化合物色	配 制 方 法
铬酸钾	黄	砖红	50g/L 水溶液
硫酸铁铵,40%	无色	血红	$NH_4Fe(SO_4)_2 \cdot 12H_2O$ 饱和水溶液,加数滴浓硫酸
荧光黄,0.5%	绿色荧光	玫瑰红	0.50g 荧光黄溶于乙醇,并用乙醇稀释至 100mL
铬黑 T(EBT)	蓝	酒红	(1)将 0.2g 铬黑 T 溶于 15mL 三乙酸胺及 5mL 甲醇中
			(2)将 1g 铬黑 T 与 100g 氯化钠研细、混匀(1:100)
钙试剂	蓝	红	将 0.5g 钙指示剂与 100g 氯化钠研细、混匀
二甲酚橙,1g/L(XO)	黄	红	将 0.1g 二甲酚橙溶于 100mL 离子交换水中
K–B 指示剂	蓝	红	将 0.5g 酸性铬蓝 K 加 1.25g 萘酚 B,再加 25g 硫酸钾研细、混匀
磺基水杨酸	无	红	10% 水溶液
PAN 指示剂,2g/L	黄	红	将 0.2gPAN 溶于 100mL 乙醇中
邻苯二酚紫,1g/L	紫	蓝	将 0.1g 邻苯二酚紫溶于 100mL 离子交换水中
钙镁试剂(calmagite),0.5%	红	蓝	将 0.5g 钙镁试剂溶于 100mL 离子交换水中

四、氧化还原指示剂

名　称	变色电位 $E^{\ominus}/V$	氧化态颜色	还原态颜色	配 制 方 法
二苯胺,10g/L	0.76	紫	无色	将 1g 二苯胺在搅拌下溶于 100mL 浓硫酸和 100mL 浓磷酸中,贮于棕色瓶
二苯胺磺酸钠,0.5%	0.85	紫	无色	将 0.5g 二苯胺磺酸钠溶于 100mL 水中,必要时过滤
邻二氮杂菲硫酸亚铁,0.5%	1.06	淡蓝	红	将 0.5gFeSO$_4 \cdot 7H_2O$ 溶于 100mL 水中,加 2 滴硫酸,加 0.5g 邻二氮菲
邻苯氨基苯甲酸,0.2%	1.08	紫红	无色	将 0.2g 邻苯氨基苯甲酸加热溶解在 100mL 2g/L 碳酸钠溶液中,必要时过滤
淀粉,1%				将 1g 可溶性淀粉加少许水调成浆状,在搅拌下注入 100mL 沸水中,微沸 2 分钟,放置,取上层清液使用(若要保持稳定,可在研磨淀粉时加入 1mgHgI$_2$)

附录六　　　　常用基准物质及其干燥条件与应用

基准物质 名　称	基准物质 分子式	干燥后组成	干燥条件 $t/℃$	标定对象
碳酸氢钠	$NaHCO_3$	$NaCO_3$	$270 \sim 300$	酸
碳 酸 钠	$NaCO_3 \cdot 10H_2O$	$NaCO_3$	$270 \sim 300$	酸
硼　　砂	$Na_2B_4O_7 \cdot 10H_2O$	$Na_2B_4O_7 \cdot 10H_2O$	放在含氯化钠和蔗糖的 饱和溶液的干燥器中	酸
碳酸氢钾	$KHCO_3$	K_2CO_3	$270 \sim 300$	酸
草　　酸	$H_2C_2O_4 \cdot 2H_2O$	$H_2C_2O_4 \cdot 2H_2O$	室温空气干燥	碱或高锰酸钾
邻苯二甲酸氢钾	$KHC_8H_4O_4$	$KHC_8H_4O_4$	$110 \sim 120$	酸或碱
重铬酸钾	$K_2Cr_2O_7$	$K_2Cr_2O_7$	$140 \sim 150$	还原剂
溴酸钾	$KBrO_3$	$KBrO_3$	130	还原剂
碘酸钾	KIO_3	KIO_3	130	还原剂
铜	Cu	Cu	室温干燥器中保存	还原剂
三氧化二砷	As_2O_3	As_2O_3	室温干燥器中保存	氧化剂
草酸钠	$Na_2C_2O_4$	$Na_2C_2O_4$	130	氧化剂
碳酸钙	$CaCO_3$	$CaCO_3$	110	EDTA
锌	Zn	Zn	室温干燥器中保存	EDTA
氧 化 锌	ZnO	ZnO	$900 \sim 1000$	EDTA
氯 化 钠	$NaCl$	$NaCl$	$500 \sim 600$	$AgNO_3$
氯 化 钾	KCl	KCl	$500 \sim 600$	$AgNO_3$
硝 酸 银	$AgNO_3$	$AgNO_3$	$280 \sim 290$	氯化物
氨基磺酸	$HOSO_2NH_2$	$HOSO_2NH_2$	在真空硫酸干燥器中 保存 48 小时	碱
氟 化 钠	NaF	NaF	铂坩埚中 500℃ ~ 550℃ 下保存 40 ~ 50 分钟， H_2SO_4 干燥器中冷却	

附录七	常用洗涤剂	
名　称	配 制 方 法	备 注
合成洗涤剂*	将合成洗涤剂粉用热水搅拌配成溶液	用于一般的洗涤
皂角水	将皂夹捣碎,用水熬成溶液	用于一般的洗涤
铬酸洗液	取重铬酸钾(LR级)20g置于500mL烧杯中,加水40mL,加热溶解,冷后,在不断搅拌下缓缓地加入320mL粗浓硫酸,冷后贮于磨口试剂瓶中	用于洗涤油污及有机物,使用时防止被水稀释。用后倒回原瓶反复使用,直至溶液变为绿色**
$KMnO_4$ 碱性洗液	取高锰酸钾(LR级)4g,溶于少量水中,缓缓加入100mL 100g/L氢氧化钠溶液	用于洗涤油污及有机物,洗后玻璃壁上附着的二氧化锰沉淀,可用粗亚铁盐或亚硫酸钠溶液洗去
碱性酒精溶液	300～400g/L NaOH酒精溶液	用于洗涤油污
酒精－浓硝酸洗液		用于洗涤沾有有机物或油污的结构较复杂的仪器。洗涤时先加少量酒精于仪器中,再加入少量浓硝酸,即产生大量棕色二氧化氮,将有机物氧化而破坏

注:*也可以用肥皂水

＊＊已还原为绿色的铬酸洗液,可加入固体高锰酸钾使其再生,这样实际消耗的是高锰酸钾,可减少铬对坏境的污染

参 考 文 献

［1］ 黄世德，梁生旺. 分析化学实验. 北京：中国中医药出版社. 2005 年
［2］ 王新宏. 分析化学实验. 北京：科学出版社. 2009 年
［3］ 张荣泉. 分析化学实验. 北京：科学出版社. 2012 年
［4］ 赵怀清. 分析化学实验指导. 北京：人民卫生出版社. 2004 年
［5］ 陈媛梅，张春荣. 分析化学实验. 北京：科学出版社. 2012 年
［6］ 张广强，黄世德. 分析化学实验. 北京：学苑出版社. 2001 年
［7］ 杭州大学化学系分析化学教研室. 分析化学手册(第一分册). 北京：化学工业出版社. 1979 年